神奇的蜂蜜

帶你了解所有蜂蜜大小事

Alix Lefief- Delcourt 編著

神奇的蜂蜜

帶你了解所有蜂蜜大小事

作　　　者 Alix Lefief-Delcourt

發 行 人 程安琪
總 策 畫 程顯灝
編輯顧問 錢嘉琪
編輯顧問 潘秉新

總 編 輯 呂增娣
主　　編 李瓊絲、鍾若琦
執行編輯 許雅眉
編　　輯 吳孟蓉、程郁庭
編輯助理 張雅茹
美術主編 潘大智
美　　編 劉旻旻
行銷企劃 謝儀方
出 版 者 橘子文化事業有限公司

總 代 理 三友圖書有限公司
地　　址 106 台北市安和路 2 段 213 號 4 樓
電　　話 (02) 2377-4155
傳　　真 (02) 2377-4355
E — mail service@sanyau.com.tw
郵政劃撥 05844889 三友圖書有限公司

總 經 銷 大和書報圖書股份有限公司
地　　址 新北市新莊區五工五路 2 號
電　　話 (02) 8990-2588
傳　　真 (02) 2299-7900

初　　版 2014 年 4 月
定　　價 新臺幣 169 元
I S B N 978-986-6062-94-0

This book published originally under the title Le
Miel malin by Alix Lefief-Delcourt ©2010 LEDUC.S
Editions, Paris, France.
Complexe Chinese Edition：蜂蜜的妙用 ©2012 by
Wan Li Book Co. Ltd.Current Chinese translation
rights arranged through Divas International,Paris(www.
divas-books.com)
本書經由香港萬里機構出版，未經許可，不得翻印或以任
何形式或方法，使用本書中的任何內容或圖片。

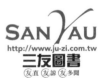

SAN YAU
http://www.ju-zi.com.tw
三友圖書
友直 友諒 友多聞

國家圖書館出版品預行編目 (CIP) 資料

神奇的蜂蜜：帶你了解所有蜂蜜大小事 /
Alix Lefief-Delcourt 作 . -- 初版 . -- 臺北市
：橘子文化，2014.04
　面；　公分
ISBN 978-986-6062-94-0(平裝)
1. 食療 2. 蜂蜜

418.91　　　　　　　　　　　103005486

序

妙用蜂蜜

蜂蜜是大自然的贈禮,是營養豐富的天然食品,能滋補強身,應用相當廣泛。遠古時代起,埃及人就已經懂得蜂蜜的各種用途,它被廣泛地用於醫學、美食、美容等各個方面。千百年來,人類不僅把蜂蜜當成天然的滋補品,還一直把蜂蜜作為一種天然的藥物來治療多種疾病;也利用其富含礦物質和維他命的特點,來製作美容化妝品。

蜂蜜也能提高人的體能,改善人體的疲勞和貧血;阻止細菌、病毒和真菌生長;幫助消化,促進新陳代謝;有助於預防某些癌症、心血管疾病和神經退化性疾病,強化免疫系統功能;緩解精神緊張、壓力和失眠……。

此書從蜂蜜的歷史講起,簡單敘述了蜂蜜的成分、種類、挑選、保存、食用方法,使用蜂蜜的宜忌,科學地挖掘了蜂蜜在家居、美容、健康、美食幾個方面的 110 多條實際妙用,其中有很多用途鮮為人知,但經過科學驗證是非常有效的。這些應用小常識,相信對人們的日常生活會起到不小的作用!

高品質的生活,是需要知識來豐富的,學會這些有關蜂蜜的小常識,生活將會更有質量!

※ 本書功能依個人體質、病史、年齡、用量、季節、性別而有所不同,若身體不適,仍應遵照專業醫師個別之建議與診斷為宜。

contents

PART 1

蜂蜜是大自然的贈禮

雖然各地的文化和信仰各不相同，但蜂蜜
始終在人類社會中占據著一席之地，從古
至今都與人類的各種風俗習慣密不可分。
這種金黃色的液體使大家為之著迷，它不
僅是大自然的饋贈，也象徵著生命、富
足、純潔及智慧！

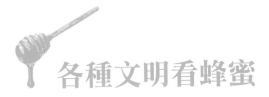

各種文明看蜂蜜

埃及人

他們認為，蜂蜜誕生於太陽神的眼淚。而金字塔中發現的象形文字說明了蜂蜜在埃及人日常生活中的重要作用。養蜂方法的記載最早可追溯到 4500 年前，古埃及 Abou Ghorab[1] 太陽神廟的一座浮雕上。古埃及人將蜂蜜廣泛地應用於醫學、美食以及美容方面，特別是在治療傷口上，當時廣為使用的藥物就是蜂蜜酒和牛奶。埃及人也用蜂蜜做成的餅乾祭祀他們的神，並在木乃伊的防腐處理過程中，使用蜂蜜、蠟和蜂膠，配合其他植物來保存屍體。

希臘人

他們認為蜂蜜是由狄俄尼索斯[2] 賜予人類。傳說中他的父親——諸神之父宙斯，在伊達山[3] 出生成長，只食用山中出產的蜂蜜和山羊女神 Amalthée 的乳汁，這也為他贏得了「蜜人」的稱號，意為像蜂蜜一樣甜蜜。之後，阿波羅的兒子阿里斯泰俄斯更教會了人類養蜂術。和古埃及一樣，蜂蜜在喪葬習俗中起著至關重要的作用，它被用來幫助保存屍體並一直陪伴著死者的靈魂，直到他重生。此外，蜂蜜還是奧林匹斯眾神的食物之一。

基督徒

在基督教傳統中，地球是「被牛奶和蜂蜜灌溉之地」，它不僅是甜蜜和快樂的象徵，也能啟迪智慧和真理。

穆斯林

穆斯林對天堂的描述中也有「在那裏流淌著蜂蜜之河……」，這樣的句子。

馬雅人

他們把蜜蜂看作是神賜予的寵物，並用蜂蜜釀造——balche，一種含酒精的飲料，在舉行宗教儀式時飲用，以便與神進行交流；在歷史傳說中，馬雅的蜂蜜之神 Ah-Muzenkab，通過食用蜂蜜保持精力充沛。另外，這種金黃色的液體也被用來製糖和製藥。

[註] ① Abou Ghorab 太陽神廟位於埃及開羅西南部。
　　② 狄俄尼索斯（Dionysos）是古希臘神話中的酒神。
　　③ 伊達（伊特 Ide、伊地 Idhi 或帕西洛里蒂 Psiloriti）是克里特最高峰（2456 公尺）的古代名稱，也是著名的古希臘神話聖地，傳說中宙斯被撫養長大的洞穴即在此處。

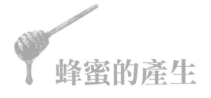

蜂蜜的產生

你知道蜂蜜是怎麼來的嗎？原來，經過蜜蜂採蜜、傳遞（交哺）、釀造、提取蜂蜜等繁複的過程，才有了香甜濃郁的好蜂蜜。以下就為大家詳細解說蜂蜜的生產步驟：

STEP 1

蜜蜂採蜜

蜜蜂把小管深入花朵中吸入花蜜，與此同時，蜜蜂也採集到樹蜜及昆蟲留在樹上的排泄物。然後牠把含糖量非常豐富的液體儲存在自己的嗉囊裏④。在那裏，液體中的糖分完成了第一次轉變，從蔗糖轉化成了葡萄糖和果糖。

STEP 2

傳遞（交哺）

蜜蜂採完蜜返回蜂巢，將自己的收穫上繳。然後其他的蜜蜂用嗉囊負責傳遞，這一過程被稱之為「交哺」。因此，蜂蜜中富含多種酶而幾乎不含水分。

STEP 3

醸造

負責釀造蜂蜜的蜜蜂
再將其加熱、蒸發、分離，
使原來在花蜜中的水分越來越
少，漸漸就變成了蜂蜜。
最後蜜蜂用蠟將之封
存在蜂巢中。

STEP 4

提取蜂蜜

養蜂人於每年的春季和
秋季開始工作。他們通過煙
燻轉移蜜蜂的注意力，將包裹住
蜂巢的蠟剝離，再用一種機器將蜂
蜜提取出來。（蜂蜜灌裝之前，
必須將蜂蜜中的雜質都濾
除掉。）

[註] ④ 鳥類或昆蟲消化器官的一部分，在食道的下部，像個袋子，用來儲存食物。

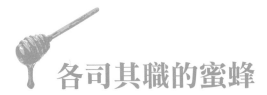

各司其職的蜜蜂

1 個蜂箱中生活著 30000 ～ 60000 隻蜜蜂，在蜂群中，組織結構和等級制度至關重要，沒有任何例外。每隻蜜蜂都有各自必須履行的使命，所有的蜜蜂有一個共同的目標——生產蜂蜜，一種由蜜蜂從開花植物花中採得的花蜜，再帶回蜂巢中釀製的蜜。蜂蜜的生產是一個漫長的過程，需要幾千個小時，和很多步驟。

蜂后

體型比其他蜜蜂大，是蜂群中唯一能繁殖的雌性蜂。工蜂們日夜不停地保護著牠，而牠可以享用專門為其準備的蜂王漿。蜂后一旦受精，牠的餘生將在不斷地產卵中度過。1 隻蜂后能夠存活 4 ～ 5 年，每天的產卵量高達 2000 ～ 3000。

雄蜂

這是蜂群中的男性，牠們的唯一職責是與蜂后交配。一旦這一使命完成，雄蜂便會死亡，其生殖器官也會被蜂后強行帶走。

工蜂

工蜂的職責隨著年齡不斷變化。首先，牠們負責蜂箱的清潔工作；之後，牠們將參與蜂巢的建造，哺育幼蟲，保持蜂巢通風，守護蜂巢等；最後，也就是工蜂出生後 3 周，牠們會離開蜂巢外出採蜜。

假如蜜蜂從地球上消失

「假如蜜蜂從地球上消失，人類只能生存幾年。」有人認為這句話出自愛因斯坦，有人認為不是，但無論這句話是不是愛因斯坦說的，這句話充分地說明了蜜蜂在生態系統中的重要性。雖然有點誇張，但這樣的假設離事實並不太遙遠。某些研究顯示，假如蜜蜂從地球上消失，那麼將有 60% 的水果和蔬菜隨之消失，其中還不包括人們在日常生活中不食用的！

除了能夠生產蜂蜜，蜜蜂的確也是生物多樣性的重要一環。沒有了蜜蜂，植物無法順利授粉，進而會產生連鎖效應，使得某些動物缺糧而消失，對農業造成不可逆轉的損害。然而，近年來許多蜜蜂消失了！許多國家的蜜蜂突然大量地消失，但發生此現象的原因尚無任何解釋（此現象被稱為蜂群崩潰症候群）。

這一現象引起了養蜂人和環保學家們對未來的擔憂。2007 ～ 2008 年的冬天，法國即發現了此現象，當地蜜蜂的損失率估計達到 30%。原因是多方面的，主要歸咎於氣候的變化、病毒的發展、某些耕地被農藥嚴重汙染、寄生蟲和昆蟲導致工蜂大量死亡。

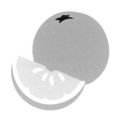

PART 2

神奇的蜂蜜

很長的一段時間，蜂蜜是人類唯一了解和使用的糖類。但它也是一種奢侈品，專門供應給神及有錢人。但從 16 世紀開始，隨著蔗糖和甜菜的發現，蜂蜜退居到了第二位，其價格也隨之下降。雖然普通人也發現了蜂蜜的妙用，但消費量仍然有限。近年來，人們因為對各種加工食品的不信任以及各種營養學的擔憂，開始追求純天然產品，也因此再次了解蜂蜜遠比一般糖類還要優良有品質。

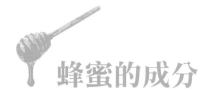

蜂蜜的成分

蜂蜜是一種非常受運動員歡迎的食品，它不僅能夠在訓練前提高運動員的體能，也能在比賽中增強運動員的體力，在賽後還能起到快速恢復的作用。其中的邏輯非常簡單，這與蜂蜜的成分有很大的關係。蜂蜜含有 80% 的糖分，且其中大部分是如葡萄糖和果糖的單醣，以及如甜菜和甘蔗中所含的糖分——多醣。單醣不需要消化作用和胰島素的干預，就能夠直接被人體吸收，這樣對肝臟和胰腺都不會產生負擔。但必須特別留意，蜂蜜並不能推薦給糖尿病患者食用。

蜂蜜是一種非常複雜的混合物，其中包含了花蜜、花粉、蜂膠、蜂蠟以及蜜蜂的分泌物。它還含有 15 ～ 20% 的水，這些成分主要取決於蜂蜜來自於何種花卉。蜂蜜所含的其他各類物質包括：

胺基酸	酶	蛋白質

色素	礦物質 鐵、鉀、鎂 銅、鈣、磷	維他命 A、C、B_1 B_2、B_3

光是在 1 匙蜂蜜中，就能發現超過 200 種不同的物質！讓我們用 1 杯滿滿的蜂蜜雞尾酒開始嶄新的一天吧！

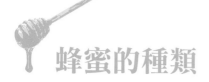

蜂蜜的種類

所有蜂蜜的顏色、味道、構成、特性、品質、來源……都是不同的，
因此，其價格也不一樣，要做出正確的選擇，必須更深入的了解蜂蜜。
蜂蜜的味道各不相同，所以不能在嘗試過一種蜂蜜之後，就直接說：
「我不喜歡蜂蜜」。蜂蜜是如此地不同，無論在味道還是濃度上，都
必須逐一去品味、發現。有些蜂蜜氣味甜美細膩，如洋槐蜂蜜、向日
葵蜂蜜；有些則氣味強烈，如椴樹蜂蜜、百里香蜂蜜；有些蜂蜜可以
聞到其中的花香或樹香，有些則無法辨識。

 單花蜜

單花蜜大多來自單一品種的植物，且皆具有獨特的特色，但卻不一定
受歡迎！這也是為什麼，洋槐蜂蜜、橙花蜂蜜和薰衣草蜂蜜能暢銷法
國，而歐鼠李蜂蜜或麥蘆卡蜂蜜卻很難找到的原因。（法國本土產的
蜂蜜主要是向日葵蜂蜜。）

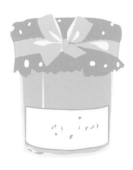

常見單花蜜

名稱	說明
洋槐蜂蜜	非常淺的黃色，口感柔和清淡。
山楂花蜂蜜	顏色呈淺黃到琥珀色，香味低調，帶果味。
歐鼠李蜂蜜	琥珀紅色，有果味，淡香味。
歐石楠蜂蜜	顏色較暗，木香氣明顯，微苦。
栗樹蜂蜜	栗色、琥珀色，木質味，口味強烈，微苦。
檸檬蜂蜜	金黃色，微酸。
油菜蜂蜜	顏色淡且暗，味道較淡。
桉樹蜂蜜	淺黃色，奶油狀，香味濃郁。
薰衣草蜂蜜	金黃色，清澈，帶果味。
麥蘆卡蜂蜜	味甜，奶油狀。
橙花蜂蜜	金黃色，細膩的果味，香氣馥鬱。
迷迭香蜂蜜	淡黃色，味道較淡。
蕎麥蜂蜜	深色，味道強烈。
椴樹蜂蜜	琥珀色，淺黃或暗黃，香味強烈，帶薄荷味。
向日葵蜂蜜	黃色，味道香甜、清淡。
百里香蜂蜜	黃色、橙紅色，香味強烈。

百花蜜＆樹蜜

百花蜜是指蜂蜜採集不同花卉所釀成的蜜，這種蜂蜜一般根據他的原產地和季節來劃分。有些蜂蜜不是花蜜，而是樹蜜。植物的莖或葉處有一種黏稠的液體，含有豐富的糖類和胺基酸，是由蚜蟲和介殼蟲的液體排泄物組成。這些液體會殘留在樹葉上，蜜蜂採蜜時經過，結果使蜂蜜的顏色變深，產生獨特的口味。松樹蜂蜜及蠟蟬蜂蜜都屬於樹蜜，但松樹蜂蜜，實際上是一種和櫟樹蜂蜜一樣的樹蜜，而蠟蟬蜂蜜，則是根據昆蟲的名字命名的。

常見樹蜜＆蜂蜜

名稱	說明
灌木蜂蜜	典型的百花蜜，主要含有百里香、風輪菜、迷迭香、白色三葉草。
叢林蜂蜜或科西嘉蜂蜜	琥珀色，根據不同的季節有不同氣味，可能是木香或是果香。春季為歐石楠和薰衣草，夏季為百里香和千日紅，秋季為常春藤和野草莓……。
高斯高原蜂蜜	淺褐色，柔和，花香。主要來自歐百里香和白色三葉草……。
野山蜂蜜	甜美，有花香或果香。主要來自黑莓、三葉草、蒲公英、紅花百里香。
森林蜂蜜	顏色暗沉，味道濃郁，帶木香。主要來自黑莓、板栗、歐石楠、椴樹、櫟樹。
夏季蜂蜜	紅色，濃郁的果香，主要來自果樹。
春季蜂蜜	較甜，主要來自油菜花、三葉草、蒲公英、櫻花……。

罕見的野生蜂蜜

某些蜂蜜幾乎很難發現，因為其出產的地區範圍很小，或者產量非常稀少。

常見樹蜜＆蜂蜜

名稱	說明
野生紅蘿蔔蜂蜜	產於義大利西西里島上的錫拉庫薩，具有強烈的口感，香味濃郁。
帚石楠蜂蜜	出產於法國朗德，琥珀色，果香馥郁。（帚石楠花是生長於秋季，類似歐石楠的一種小花。）
阿科馬蜂蜜	非常苦，顏色較深，是西印度群島的特產。
荔枝蜂蜜	來自於留尼旺島，帶果味。
野生黑鼠尾草蜂蜜	與它的名字相反，這種蜂蜜幾乎是白色的，產於美國的喬治亞州。
堅果蜂蜜	產於摩洛哥。

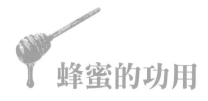

蜂蜜的功用

 ## 天然的藥物

千百年來，人類把蜂蜜作為一種天然藥物，治療多種疾病。埃及人用它來敷傷口或治療眼傷。現代醫學之父——希波克拉底則用蜂蜜治療發燒、潰瘍，幫助傷口癒合，並建議成長期的兒童使用蜂蜜。

但我們也要效法人類的祖先，當發現自己輕微感冒或者胃部不適時，寄希望於蜂蜜而不是急於趕去藥店嗎？顯然，蜂蜜並不能治癒所有疾病，若病情較嚴重時，最好還是去看醫生吧！但對於一些比較輕微的病症，蜂蜜是一種非常有效的補充治療食品，也是一種很正確的選擇。除了能夠提供高能量外，所有的蜂蜜都具有治療的功能，這種功能因其採自不同花卉而各不相同。一般蜂蜜具有以下功效：

- 天然的利尿劑。
- 強化免疫系統。
- 開胃，提升食慾。
- 止咳、減輕咽喉疼痛。
- 阻止細菌、病毒和真菌的生長。
- 抗衰老，因其富含抗氧化物質。
- 是心臟的補品。
- 有助於預防某些癌症、心血管疾病和神經退化性疾病，因為蜂蜜中含有抗氧化物質，特別是類黃酮。（蜂蜜的顏色越深，所含的類黃酮越高。）
- 改善疲勞和貧血，因蜂蜜富含糖分，它能夠促進礦物質鹽的吸收。
- 幫助消化，腸胃蠕動，促進新陳代謝，還具有潤腸通便作用。
- 緩解精神緊張、壓力和失眠的良藥，因為蜂蜜具有鎮靜作用。

抗菌的作用

細菌的耐藥性日益增長，主要是由於藥物的過量、不當使用，細菌基因突變等因素。科學家們希望能夠找到更自然，且不會產生副作用的產品作為新的抗菌素。蜂蜜就是一種天然的抗菌素，其抗菌性來自於葡萄糖氧化酶，這種酶能夠產生過氧化氫，即一種防腐劑，對於它的另一個名字大家一定不會陌生——雙氧水。除此之外，它還含有許多其他的天然抗菌物質，被稱之為抑制素。

 ## 幫助傷口癒合

法國利摩日大學醫院（CHU de Limoges）外科醫生——伯納德‧德斯考特（Bernard Descottes），在 20 世紀，80 年代中期時，對蜂蜜療法特別感興趣，並開始實踐。1984 年，他在一位闌尾炎手術後癒合不良病人的未癒合傷口上塗抹蜂蜜，短短三天，傷口癒合了！他重複了數以千計這樣的實驗，每次總是成功！

蜂蜜之所以可以幫助傷口癒合，是因其含有豐富的葡萄糖氧化酶，它可以轉化成過氧化氫。又因含糖量很高，可以幫助傷口乾燥。此外，蜂蜜中也含有有利於傷口癒合的有機化合物。

殺菌及消炎作用

使用蜂蜜作為治療手段已經有上千年歷史，現在人們又越來越推崇自然療法。近年來，在西方的某些醫院，如美國、英國及德國，蜂蜜已被用於殺菌、癒合傷口以及消炎。

在各種不同的蜂蜜中，百里香蜂蜜對傷口癒合特別有效，因為其中含有麝香草酚——一種公認可以起到防腐和驅蟲作用的物質。在紐西蘭和德國，人們使用麥蘆卡蜂蜜（或稱茶樹蜂蜜），因這種蜂蜜的醛濃度相當高，是一種天然的抗菌劑，比其他蜂蜜高 100 倍！

今天，世界各地的科學家們正致力於尋找蜂蜜的更多特性。已有人發現，蜂蜜對高血壓、生殖器皰疹和潰瘍、牛皮癬、癌症的治療有積極的影響。蜂療被很多人寄予厚望，其前景也是一片光明。（蜂療：指通過蜂巢產品進行治療）

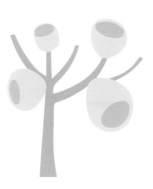

護膚保養作用

蜂蜜越來越常被用在化妝品中，因為蜂蜜的作用非常溫和，且其中富含的礦物質和維他命，可以深層滋養皮膚和頭髮；所含有的抗氧化劑，對美容和抗衰老也非常重要。此外，由於蜂蜜含糖量高，所以也可以保濕，並防止來自外部的乾燥侵擾，使皮膚細胞再生，刺激微血管的血液循環。

蜂蜜也具有清潔作用，能幫助皮膚排毒而不會產生副作用。這也是為什麼幾個世紀以來，蜂蜜一直被用來治療和護理乾燥皮膚的原因。埃及人、希臘人和羅馬人就是利用蜂蜜的這些特性，將其製成香皂、乳液來清潔、除臭和美容的。

 ## 不同蜂蜜的功效

具體來說，各種類型的蜂蜜也有特定的適應症，這和蜂蜜的植物來源直接相關。

洋槐	山楂花
洋槐蜂蜜一般建議遺尿（幼童）和尿失禁人群食用，也可調節腸道消化功能紊亂及其相關症狀（腹脹、頭痛等）。	山楂花蜂蜜具有鎮靜作用，建議失眠、精神緊張、焦慮、高血壓、心悸的人群食用，對患有心臟疾病的人群同樣適用。
歐鼠李	歐石楠
歐鼠李蜂蜜能夠促進腸道蠕動。	歐石楠蜂蜜可緩解疲勞、貧血，對腸道感染和慢性膀胱炎也有一定的療效。

栗樹	檸檬
栗樹蜂蜜可以改善血液循環和風濕病，且有助於治療呼吸道感染，加速傷口癒合。	檸檬蜂蜜可幫助對抗疲勞，改善循環問題，對消化不良或喉嚨痛也有效。
油菜	桉樹
患有心臟病或循環系統問題的人群，建議食用油菜蜂蜜。	桉樹蜂蜜對咳嗽、支氣管炎和其他耳鼻喉疾病有一定的效果。
薰衣草	冷杉
薰衣草蜂蜜可殺菌、幫助傷口癒合，可用於燒傷、蟲咬等情況。對風濕病患者可以起到鎮靜作用。	冷杉蜂蜜是一種優良的殺菌劑，對流感、支氣管炎、咽炎、哮喘有一定作用。
蜜蜂花	橙花
蜜蜂花蜂蜜可以幫助消化。	橙花蜂蜜有鎮靜、助眠的作用，也可以緩解緊張和頭痛。
迷迭香	麥蘆卡
迷迭香蜂蜜可以刺激肝臟及消化功能，也被推薦給哮喘病人食用。	麥蘆卡蜂蜜可以用於治療咽喉腫痛、聲帶問題、口臭或者胃潰瘍。
蕎麥	百里香
蕎麥蜂蜜特別推薦貧血、容易疲勞、無機鹽排出過多、膽固醇過高的人群食用。	百里香蜂蜜能夠助眠，對傳染病和消化道的治療有輔助作用，也是一種殺菌劑。
向日葵	椴樹
向日葵蜂蜜由於富含鈣，是成長期兒童的理想食品。	椴樹蜂蜜適用於緊張、焦慮或失眠的人。

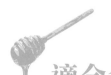

適合食用蜂蜜的人

一般來講，蜂蜜適合大多數人食用，而哪些人特別適合食用蜂蜜呢？

- **成長中的孩子**：蜂蜜除了提供能量外，還有助於鈣和鎂的吸收。可在蜂蜜中加入 1 匙蜂王漿調配食用。

  【注意】1 歲以下的兒童不宜食用蜂蜜，因為會有肉毒桿菌中毒的風險。

- **青少年**：蜂蜜可以幫助青少年放鬆，在考試前睡得更好。

- **運動員**：蜂蜜是葡萄糖和果糖的混合物，它可以提高運動成績，並幫助運動員在訓練後快速恢復。蜂蜜也是一種特殊的食品，在增加能量供給的同時，也會刺激心臟。美國的一項研究顯示，蜂蜜和專為運動員設計、能夠提供豐富葡萄糖的食物一樣有效。

- **老年人、易疲勞人群**：蜂蜜是一種非常好的保健品，可以補充營養、消除疲勞、刺激免疫系統、增強食慾。

不適合食用蜂蜜的人

蜂蜜主要由糖組成。和所有含糖類產品一樣，最好不要過度食用，否則體重會增加！

 ## 糖尿病患者

經常聽到有人說，蜂蜜是糖尿病患者唯一可以食用的含糖食品。這是不完全正確的觀念！當然，蜂蜜含有豐富的果糖，這是一種不需要胰

島素的干預，就能容易被吸收的單醣，但它也含有葡萄糖，對糖尿病病人是不合適的。

 嬰幼兒

有時，醫生建議家長在孩子睡前的食品中添加少許蜂蜜，或者在孩子的奶嘴上塗抹一點蜂蜜，以刺激孩子的食慾，但這種做法對孩子的牙齒非常不好！此外，孩子過早食用糖類，很可能導致在接下來的幾年中，對糖類上癮，並引發一系列問題，如肥胖、心血管疾病等。

醫生特別建議，不要給不足一周歲的幼童食用蜂蜜，因為會有肉毒桿菌中毒的危險。事實上，嬰兒的腸道菌群尚未成熟，因此無法過濾一些蜂蜜中（無論是否已通過巴氏殺菌）存在的細菌——肉毒桿菌。這種細菌對兒童和成年人是無害的，但卻會使嬰兒中毒，雖然這種疾病相當罕見，但如果不立即採取治療措施，將會致命。

 對蜂蜜過敏人士

蜂蜜過敏雖然罕見，但有的人在食用過程中還是會發生過敏。蜂蜜過敏的症狀各式各樣，可能有喉嚨、鼻子或眼睛發癢、哮喘、蕁麻疹、腹痛……等。研究發現，只有 2% 的食物中毒與蜂蜜相關，但仍然存在一定的風險。因此，建議對菊科花粉，如向日葵、蒲公英、甘菊、菊花過敏的人，不要食用蜂蜜 ⑤。如果對蜂蜜過敏，那麼對其他的蜂產品也建議不要食用。

［註］ ⑤ 資料來源：《蜂蜜和蜂產品過敏》，Guy Dutau et Fabienne Rancè《中草藥》，
2009 年 4 月

蜂蜜的挑選、保存與食用

 挑選蜂蜜的方法

所有的蜂蜜各不相同，以下是一些小提示，能幫助你做出正確的選擇：

仔細閱讀標籤說明

所有在商場銷售的蜂蜜都貼有標籤，標籤上有很多重要的信息，首先要讀懂標籤上的信息。標籤會標明以下內容：

- 製造商、包裝商或銷售商的名稱。
- 淨含量。
- **原產國家**：蜂蜜的原產國，即蜜蜂採蜜的地方。
- **銷售說明**：主要包括花蜜或植物的類型，產地或質量，如：洋槐蜂蜜，杉木蜂蜜，野山蜂蜜，春季蜂蜜……。有時候還會標註出百花蜜的組成，如：百里香和薰衣草混合蜂蜜等。
- **食用期限**：一般標註為「請在……前食用。」事實上，蜂蜜可以在良好的條件下長期保存。因此，可以在最佳食用期限之後繼續食用，但可能會失去一點味道。

【注意】

「自然」、「純正」、「健康」、「100%蜂蜜」這些字眼毫無用處，在商場銷售的蜂蜜本該如此。

観察蜂蜜的狀態

蜂蜜的濃稠度及色香味取決於蜜源，同樣的，葡萄糖和果糖的比例也各不相同，富含葡萄糖的蜂蜜結晶較快，而富含果糖的蜂蜜則慢得多。而含水量或儲存條件（如室溫），也會影響其濃稠度。

最初，所有的蜂蜜都是液體、流質（如洋槐蜂蜜）或黏稠（如歐石楠蜂蜜）的狀態，但根據蜂蜜品種的不同，會慢慢結晶，其結晶的速度也各不相同。蜂蜜結晶是一種自然的過程，足以說明蜂蜜是一種有生命的產品。蜂蜜罐表面的一些晶體，並不是養蜂人人為加入的糖！相反的，這是一種品質的保證，證明蜂蜜並未通過巴氏殺菌處理，若要使蜂蜜恢復成液體狀，只需略微加熱即可。

全天然的蜂蜜會有結晶的現象，所以若蜂蜜呈現奶油狀，則說明蜂蜜並不是百分百全天然的！奶油狀是製造商在冷卻狀態下攪拌提高其濃稠度造成的，這種蜂蜜保留了其所有特點，與三明治搭配就成為理想的營養早餐，而且因為是奶油狀，更容易塗抹在麵包上而不滴落。

另外，有些養蜂人則是將蜂巢直接切開，銷售帶蜂蠟的蜂巢。這些蜂巢中充滿了蜂蜜，被稱為成片蜂蜜或切片蜂蜜。這是最古老的食用蜂蜜方法，也就是同時把蜂蜜和蜂蠟都吃了，或是去除蜂蠟，使蜂蜜自動流出來然後食用。

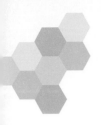

蜂知識

巴氏殺菌蜂蜜

在巴氏殺菌的過程中，蜂蜜的溫度可達到 70 ～ 80℃，其目的是要提高產品保存期，避免蜂蜜發酵和結晶，但過程中若破壞了發酵產生的酵母，就會殺死消化酶，這種酶在消化過程中起了非常重要的作用。若不使用巴氏殺菌法，商人也會將蜂蜜加熱至 35℃，即蜂巢的自然溫度，以方便灌裝，這與巴氏殺菌過程完全不同，但卻可以較好的保留蜂蜜的營養成分。因此選用非簡單加熱、「冷萃取」、通過簡單的「機械分離釀製」等過程處理的蜂蜜非常重要。

「AB」 標籤的蜂蜜

「AB」標籤即指法國工商部頒發的「AB 有機食品認證」。對蜂蜜的相關規定有：

· 禁止使用化學合成品及農藥。

· 蜂群主要以牠們自產的蜂蜜而不是糖為食。

· 蜜蜂必須按照自然方式養殖。

· 蜂巢必須是自然未經人工加工的、禁止粉刷塗漆，蜂巢框必須是有機蠟材料。

· 蜂蜜的提取必須是冷處理，禁止加熱等。

· 蜂巢必須安置在一個半徑為 2 公里的「安全」地區，這一地區內不能有國道和高速公路，不能出現非有機的傳統農業，蜜蜂採蜜的植物必須無農藥汙染。

· 在半徑為 3 公里的地區內，不能出現工廠、焚燒廠等。

如何讓覓食的蜜蜂不離開 2 公里半徑的範圍呢？這完全不用擔心！雖然蜜蜂有能力遠離蜂巢超過 10 公里飛行，牠也只能在 2 公里的範圍內活動。因為當牠返回蜂巢時，身上增加了自己收穫的蜂蜜，消耗了更多的能量。也就是說一旦超過 2 公里，牠的這次採蜜活動就無利可圖了。多麼聰明的蜜蜂啊！

「Nature et Progrès」 標籤

此標籤是在「AB」產品認證的基礎上再增加一個額外標準，即在蜂蜜生產的各個階段，都禁止使用化學合成藥品（包括抗生素）。而這條標準在「AB」產品中是被允許的。

有機蜂蜜

法國有機蜂蜜一般被標註為「AB」（有機農業產品）或「Nature et Progrès」（自然與進步產品），這兩個標籤對產品的要求非常嚴格！在法國，有機養蜂人非常少，大約只有 300 人，這也是有機蜂蜜的價格，幾乎比普通蜂蜜價格多 2 倍的原因之一。

正確儲存蜂蜜

蜂蜜具有吸濕性，牠能從周圍的空氣中吸收水分，故儲存時必須將其密封，並存放在一個乾燥、避光的地方。又因為它含糖量很高，可以保存很長一段時間，不需放在冰箱中保存。但一旦打開，最佳食用期為 2 年。

 ## 蜂蜜的食用方式

蜂蜜的食用方法很多，以下為大家例舉幾項：

- 為了發揮蜂蜜的最佳功用，早晨空腹食用蜂蜜是最理想的。正確的劑量為成人 1 匙，兒童 1 茶匙，入口後將蜂蜜含在口中讓它慢慢地融化。
- 可在酸奶、起司、麥片、水果沙拉……中加入蜂蜜。
- 在冷飲，如水、水果或不煮沸的熱飲，如茶、牛奶、湯藥……中加入蜂蜜。
- 在麵包、煎餅、鬆餅中加入蜂蜜，可以代替果醬。
- 可在菜肴中加入適當的蜂蜜。

 蜂蜜二三事

蜂蜜 vs 白糖

用蜂蜜來代替白砂糖應當成為一種習慣。為什麼人們喜歡食用白砂糖這種人工提煉、毫無營養價值被稱之為「零能量」的糖分，而不選擇更有吸引力，口感細膩、有益健康的蜂蜜呢？除此之外，白糖因為甜度較低，在食用時得加入更多！而蜂蜜不僅較甜，所含卡路里也比白糖低，100 克蜂蜜約含 300 卡路里，而 100 克白糖則含 400 卡路里。

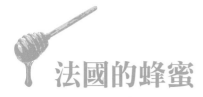

法國的蜂蜜

 巴黎蜂蜜

巴黎也曾出產蜂蜜，蜂巢就安置在卡尼爾歌劇院、巴士底歌劇院和大皇宮的屋頂上。除了歌劇院和大皇宮屋頂，巴黎其他地區也有蜂巢，如盧森堡公園和喬治──布拉松公園，每年 9 月底、10 月初的蜂蜜節就是在這兩個地方舉行。

生活在巴黎的蜜蜂是幸福的，因為其環境溫暖濕潤、又能遠離殺蟲劑和除菌劑。蜜蜂可以在公園、公共綠地、私人領地，甚至陽台到處採蜜，而蜂巢距離採蜜的地點不過幾公里。與遭受農藥汙染的農村地區蜜蜂相比，牠們的處境要好得多。也因為如此，這些巴黎蜜蜂生產的蜂蜜是牠們鄉村「同事」的 3 ～ 5 倍。某些行家認為這種蜂蜜非常香，並帶有檸檬和薄荷的味道。

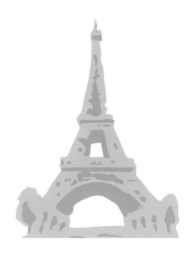

保護法國傳統養蜂業

今天，法國人消費的蜂蜜超過一半是進口的，其原因是多方面的，可能是由於現代農業的發展，造成蜂蜜產量下降；國外蜂蜜價格較低；某些受消費者歡迎的蜂蜜，如桉樹蜂蜜、橙花蜂蜜……在法國沒有生產等因素。如果想要使法國的養蜂業繼續發展，法國人必須喜愛本國產的蜂蜜，而不是消費從國外進口的同品質蜂蜜。除此之外，以原產地為蜂蜜命名，也是保護養蜂這種傳統行業的方法之一。它可以確保蜂蜜的原產地以及其製造過程的各項流程。像是普羅旺斯蜂蜜、孚日松蜂蜜和科西嘉蜂蜜就是原產地保護的蜂蜜。

一般來說，直接從蜂蜜生產處購買的蜂蜜是最好的，除了可以了解蜂蜜產自何處，也可以更具體地了解生產的過程、優點及其他蜂產品，而且還有機會與養蜂人直接見面。我們可以在所在地區或者度假地的市場裏找到他們，並向他們多購買一些遊覽地的特產蜂蜜，這些蜂蜜通常可以保存多年。現在，也可以通過網路直接向在法國其他地區的生產者訂購蜂蜜，一起享受這種愉快的購物過程吧！

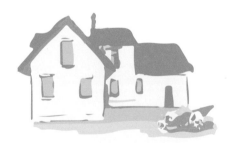

🍯 台灣的養蜂業

台灣因氣候溫和、蔬果花卉種類多等優越的天然條件，促成了養蜂業的發展。但近年來受到外國進口，及廉價合成蜂蜜的影響，使養蜂產業的發展停頓。為了增加台灣養蜂業的競爭力，政府透過辦理國產蜂蜜認證、加強蜂農專業技術及知識、輔導蜂農創立品牌與通路等措施，來提高國產蜂蜜品質，及蜂農的收益。此外，養蜂資訊的流通也比以往更加活絡，除了可以在台灣養蜂協會網站搜尋外，更有蜜蜂故事館、蜜蜂生態農場等休閒場所，幫助大家了解國產蜂蜜的資訊。

※ 台灣養蜂協會網址：http://www.bee.org.tw

❓ 蜂蜜二三事

法國的養蜂業

養蜂人數：69,600 人

蜂巢數目：140 萬

產　　量：2007 年有 1.8 萬噸，與 2004 年的 2.5 萬噸和 1995 年的 3.5
　　　　　萬噸比較起來，有所減少。

消　　費：每年蜂蜜的消費量為 4 萬噸，市場供應明顯不足。蜂蜜的
　　　　　進口主要來自於歐盟，包括西班牙、羅馬尼亞、波蘭、義
　　　　　大利等，同時，法國也向加拿大、墨西哥、阿根廷、中國
　　　　　等國購入蜂蜜。

※ 以上數據來源於法國農業、漁業及食品部。

PART 3

其他的蜂產品

蜂蜜並不是唯一對人類有益、被拿來使用的蜂產品。其他的蜂產品，如蜜蜂的收穫物或分泌物，就被人們用來當作治療的方法，即俗稱的「蜂療」，且蜂療的歷史和養蜂同樣悠久；而蜜蜂用來修補蜂巢的蜂膠則具有防腐的特性，被古埃及人用來保存屍體。但人們直到 20 世紀 50 年代，才發現花粉及蜂王漿的妙用。

蜜蜂的「牛排」——花粉

在蜜蜂產出蜂蜜之前，花粉是其主要的食物和蛋白質來源，這就是人們有時稱花粉為「蜜蜂的牛排」的原因。這些極其微小的顆粒，雖然因為植物品種的不同而各不相同，但都是雄花授粉的主要元素。花粉的顏色多采多姿，有黃色、橙色、紅色、紫色、黑色……，蜜蜂利用爪子採集這些花蜜，然後形成兩個花粉球，並將其帶回蜂巢。養蜂人只會收取其中的一小部分（不超過 10%，這樣就不會影響蜂巢的正常生活），然後會將採集的花粉分揀、自然晾乾或冷藏。

花粉的成分

花粉是一種自然、營養成分相當全面的「食品」，被認為是最好的補充食品之一，它包含很多人體必需的元素。以下是花粉對人體非常有益的重要成分：

- 蘆丁：對心血管系統和血管有益。
- 微量元素：包含多種微量元素，如：鈣、鐵、鎂、磷、鉀……。
- 蛋白質：包含約 20% 的蛋白質，特別是 8 種人體不能自行合成的胺基酸。
- 硒：花粉含有豐富的硒，是一種強力的抗氧化劑，對預防某些癌症有一定的作用。
- 維他命 B 群：花粉是維他命 B 群的優質來源，但其維他命 A、C、D 和 E 的含量較低。

花粉的功效

與蜂蜜一樣，花粉的來源可以是一種或多種植物，所以也可分成多花及單花花粉兩大類。一般來說，多花花粉都有其特定的健康益處。如板栗花粉可以緩解緊張、疲勞，調節消化；柳樹花粉，建議前列腺問題患者食用；罌粟花粉可以保護神經系統，增強記憶力。

整體而言，無論在生理、心理上，花粉都是一種很好的興奮劑和補品。它可以提供肌肉張力和能量，還能提高智力和改善情緒，是沮喪、緊張、虛弱、食慾不振、病後恢復及厭食症等患者的理想選擇。除此之外，花粉還有以下多種功效：

· **促進新陳代謝**：花粉可以作用於新陳代謝，調節各種疾病，如慢性功能性便秘、雙腿沉重無力、脫髮、指甲變脆、眼睛疲勞……。

· **補充不足元素**：可以彌補特定時期，如成長期、孕期、更年期、老年期等某些元素攝入的不足。對運動員和需要動腦力的人群（如學生），同樣有效。

· **有助於維持骨骼健康**：骨質疏鬆的病人也可食用花粉，可以補充鈣質和維他命 D。

· **幫助調整前列腺問題**：花粉中所含的蘆丁和 β - 穀固醇，對前列腺問題有益處。

· **使皮膚有活力**：花粉使用在美容，可以使嬌嫩及敏感性肌膚光滑、富有活力。

食用花粉的禁忌

除了極少數對蜂蜜過敏的人之外，一般人都可以食用花粉，甚至是孕期婦女和兒童也可以食用。這是一種純天然產品，無任何有毒的副作用，也不存在任何禁忌症。但少數人食用後，可能會造成輕度腹瀉或腹部不適，在這種情況下，只需減少食用的劑量即可。

有些人可能會產生一個疑問，那就是「對於呼吸道花粉過敏的病人，是否應該禁止他食用花粉？」答案是──完全沒有必要！探討這個問題前必須先了解植物的授粉方式，一般授粉方式大略可區分為風媒傳粉和蟲媒傳粉。風媒傳粉的花朵，為了能夠確保授粉，會產生較多的花粉，讓其隨風飄散。部分人的鼻黏膜會因為受到花粉的刺激，引發呼吸道過敏性疾病。但蟲媒傳粉的花朵則是利用花朵顏色、香味等方式吸引昆蟲或動物過來，所以其花粉量較少，顆粒也較大，這類花粉只對健康有好處，很少引發過敏症狀。但在極少數的情況下，食用的花粉仍然可能引起皮膚過敏性反應，不過在經過治療後，都會好起來。

 花粉的食用方法

如果是經過提煉的花粉，其濃度會在標籤中說明，一般情況下，請諮詢醫生或藥劑師，按醫囑食用。為了更好地發揮花粉的作用，建議充分咀嚼，假如受不了花粉的特別味道，可以食用膠囊包裝的花粉，也可以將花粉放入新鮮壓榨的橙汁、酸奶、蜂蜜、麥片中，或將它撒在新鮮水果或麵包片上食用。若為了讓它更容易消化，也可以在前一天晚上將花粉放入果汁中，第二天早晨起來再喝。

依據不同年齡及食用目的，可有不同的花粉吃法及效果：

治療疾病：可整年食用花粉，以治癒某種特定的疾病或維持治療的效果。成人每天早晨食用 2 匙的花粉；不滿 10 歲的兒童則食用 2 茶匙（與孩子的年齡相配合），連續食用 2 ～ 3 個月。

維持治療效果：成人每天 1 匙，兒童 1 茶匙，連 6 周，季節轉換時食用效果最佳（9 ～ 10 月，12 ～ 1 月，3 ～ 4 月，6 ～ 7 月）。

 ## 正確選擇花粉

一般市面上可以見到的花粉商品有乾花粉、新鮮花粉及各種含花粉的蜜蜂相關商品，消費者可根據自身需求，選擇不同類型的商品。

乾花粉

通常乾花粉含更多的維他命，味道也更甜更柔和。常以粉末、顆粒、膠囊的型態販售，在養蜂人、經銷商、保健品商店及藥店中都購買得到。與新鮮花粉比較，它的優點在於易於保存，只需遠離潮濕即可。

新鮮花粉

一般我們會發現新鮮花粉放置保健品商店的冷凍櫃台，其實，新鮮花粉因幾乎不含任何致病菌和水分，是不需要冷藏的，但人們還是這麼做！解凍的新鮮花粉可放置於開放的容器中，在冰箱中保存十多天。

含花粉的其他產品

若不是購買純花粉商品，就需特別留意花粉的含量！如蜂蜜、蜂王漿、蜂膠等，花粉含量各不相同，可透過細查標籤，選擇一個有效的產品。

蜜蜂的「牛奶」—— 蜂王漿

蜂王漿是一種非常特殊的食品，在蜂巢中它是專門為蜂后準備的，但也會用來餵食出生 3 天之內的幼蟲。這種白色物質呈凝膠狀，非常甜，與牛奶非常相似，由年輕、專門培育幼蟲之工蜂的某些腺體分泌產生。一般來說，牠們只生產蜂巢日常生活必需的量。但是，養蜂人有技術可以「欺騙」蜜蜂，鼓勵牠們生產更多的蜂王漿，例如暫時將蜂后隔離、移入更多幼蟲等方法。

蜂王漿的成分

蜂后一生只食用蜂王漿，牠的壽命是普通工蜂的 50 倍，大約為 5 ～ 6 年，而普通工蜂的壽命大約只有 45 天。即使蜂后是蜂巢中毋庸置疑的王，也不能離開自己的工作崗位，牠的一生都在以驚人的速度產卵，平均每天產 2000 ～ 3000 個。這也意味著蜂巢中專門為蜂后準備的食物——蜂王漿，其營養成分有多麼驚人！蜂王漿中主要含有以下成分：

- **豐富的維他命**：蜂王漿是所有天然食物中維他命 B_5 含量最豐富的，這種維他命被稱為能量維他命，可以破壞多餘的膽固醇。除此之外，蜂王漿中還含有維他命 A，維他命 B 群，維他命 C、D、E、H、K 和 B_3。
- **蛋白質 & 胺基酸**：含有蛋白質（高達 20%）及胺基酸，其中包含了 8 種人體自身不能合成的重要胺基酸。
- **其他營養成分**：是鐵、磷、銅等礦物質、微量元素和不飽和脂肪酸的優質來源。

蜂王漿的優點

- **增強免疫力**：能夠提供能量和營養素，加強人體的免疫能力，特別是抗感染、疲勞和寒冷的能力。冬季來臨前或嚴重疲勞等情況下，食用蜂王漿是最理想的選擇。
- **幫助學習**：蜂王漿能夠刺激智力，所以很推薦考試期間的學生或有記憶力問題的老年人食用。
- **舒緩壓力**：它也能幫助人們對抗壓力，減少情緒問題。
- **保護聲帶**：蜂王漿對聲帶有保護作用，深受歌手歡迎。
- **滋潤肌膚**：蜂王漿含豐富的糖分和蛋白質，可滋潤肌膚，使皮膚更加柔軟。
- **減緩皮膚老化**：刺激膠原蛋白增生，減慢皮膚和表皮組織（如頭髮和指甲）老化，淡化老年斑，使皮膚更加光澤。
- **促進毛髮生長**：含有大量的維他命 B_5（輔酶 A 的成分），能夠作用於皮膚細胞，促進頭髮和指甲的生長。

 ## 食用蜂王漿的禁忌

除了下列體質的人，普通人都可以安心食用蜂王漿，且不會產生任何副作用。但如果有任何疑問，還是要諮詢醫生或藥劑師。

1. 對蜂蜜、蜂毒和菊科花粉，如菊花、蒲公英、甘菊……等過敏的人，不建議食用蜂王漿。
2. 有哮喘和過敏性濕疹的病人，也需留意食用。
3. 若想餵食嬰兒蜂王漿，也請先諮詢兒科醫生。

蜂王漿的食用方法

蜂王漿是一種高度濃縮的產品,每日食用量應為0.5～1克,可與蜂蜜、花粉、蜂膠等配合食用,互為補充。若想獲得最佳功效,請注意劑量!

- **一般食用時機**:一般在每次季節轉變時食用蜂王漿,通常須持續4～6周。最好在清晨早餐前,取0.5～0.6克新鮮純蜂王漿,空腹含在舌頭下。如果不喜歡這種味道,也可以和果醬、果汁、酸奶、白起司、蜂蜜等一起食用。
- **2～6歲的兒童**:須按照年齡和體重區分食用量,可以諮詢醫生或藥劑師。
- **特殊情況用法**:嚴重疲勞、勞累過度、食慾不振、準備考試……可以加倍食用蜂王漿,一直到身體完全恢復為止。
- **蜂王漿凍乾粉**:請依據產品上的食用方法食用。

正確選擇蜂王漿

我們可以在藥店、保健品商店或養蜂人處購買到蜂王漿,為了控制每日的食用量,讓使用更加方便,也請一併購買藥品劑量計,以下為選購蜂王漿的一些建議:

- 蜂王漿一般是罐裝常溫出售,買回家後需存放在冰箱中保持新鮮。
- 蜂王漿的氣味越強烈,越新鮮。
- 新鮮蜂王漿一般為黏稠狀,與蜂后食用的蜂王漿一模一樣,這種狀態的蜂王漿最容易被人體吸收。

- 蜂王漿也可以被凍乾，那麼它就是乾燥、粉狀和密封的。不同製造商的蜂王漿粉，劑量也各不相同。這種形式的蜂王漿使用最為方便，因其便於保存，易於攜帶。

- 商店裏也有販售含有 1 ～ 5% 蜂王漿的蜂蜜。但如果希望充分享受蜂王漿的所有益處，最明智的做法，還是購買純蜂王漿。如果同時喜愛蜂蜜和蜂王漿，請分開購買食用。

蜂巢的「保鏢」── 蜂膠

蜂膠是一種植物樹脂，由蜜蜂從某些種類的樹上採集而來。主要從針葉樹（如松樹、冷杉、雲杉等）、樹芽（如楊樹、樺樹、水曲柳、柞木、柳樹、椴木……等樹。）中採集。工蜂將這些材料儲藏在後腿處再帶回蜂巢，然後用蠟和唾液分泌物合成蜂蠟。這種物質能用來加固蜂巢壁，蜂巢一旦出現裂縫，即可以用蜂蠟將其密封。蜂膠還具有防腐的性能，在蜂巢中，蜂膠被用來創建蜂巢入口處的保護層和密封艙，避免細菌和真菌的侵入，還能根據環境的變化不斷地進行調整。這就是為什麼蜂巢雖然炎熱、潮濕又密閉，卻沒有成為細菌生長的溫床，反而非常衛生的原因。

蜂膠「propolis」這個詞源自於兩個希臘單詞 pro（「在……前」之意），和 polis（城市的意思），有蜂膠是蜂巢的壁壘之含義。當蜜蜂把昆蟲或小動物沾帶進蜂巢時，此物質可自行將其殺死，並防止這些昆蟲和蜜蜂的屍體腐爛，避免腐爛物質威脅到蜂巢裏的正常生活。

蜂膠被人類所知已有上百年歷史，古埃及人還運用它防腐的特性，對屍體進行防腐處理；阿拉伯人在戰爭中取出箭頭後，用蜂膠來促進傷口癒合；印加人則用來治療伴有發燒的炎症。但從 16 世紀開始，在第一個將蜂膠的價值寫入法語文本的人── 安布魯瓦茲·巴雷的推動下，蜂膠的藥用價值才真正得到發展。20 世紀中葉後，科學家們針對蜂膠進行了很多研究，他們發現這種物質的優點有時甚至超過了蜂蜜。

🍯 蜂膠的成分

蜂膠含有非常豐富的類黃酮，大約超過 60 種，其中包括具有抗菌性的高良姜黃素和有抗病毒性的槲皮素。這些強力的抗氧化劑，可以幫助預防很多自由基造成的疾病，如癌症、糖尿病、心血管疾病等，還能促進維他命 C 的吸收。

蜂膠還含有人體必需的脂肪酸（次亞麻油酸），以及大量的胺基酸、維他命 A 和一些維他命 B 群，礦物質和微量元素，如鎂、鋅、鐵、矽等。

🍯 蜂膠的功效

蜂膠可以殺死細菌、真菌和病毒，能夠癒合傷口和消炎。功效方面大略可分為內服和外用兩類。

內服：

- **增強身體抵抗力**：蜂膠被認為是一種天然抗生素。與傳統的抗生素相比，可以加強身體的天然防禦力，而不造成任何副作用。建議在秋天食用，或是用來治療某些冬季易發生的疾病，如扁桃腺炎、感冒、喉嚨痛等。
- **治療呼吸道感染**：蜂膠也可以是粉末狀的，將其用水稀釋，能夠治療呼吸道感染等相關問題。
- **殺死多種病原體**：蜂膠被證明對許多病原體有殺菌效果如沙門氏菌、金黃色葡萄球菌、白色念珠菌。

- **提高運動員耐熱性**：一項台灣研究 [6] 顯示，蜂膠能減少高溫對自行車運動員的有害影響。高溫會導致穀胱甘肽——一種抗氧化劑水平的減少，引起過氧化物增加，耐力下降。研究證明，蜂膠的抗氧化性可以對這 3 個因素進行作用，從而提高運動員耐熱性。

外用：

- **殺菌、麻醉**：蜂膠有防腐、修復、輕微麻醉的作用，對割傷、燙傷、曬傷、蚊蟲叮咬是一種很好的補救品。
- **減緩肌膚衰老**：蜂膠含有豐富的抗氧化劑和維他命 A，有助於肌膚對抗衰老，很多化妝品中都含有蜂膠。
- **消毒、清潔**：蜂膠殺細菌和真菌的效果，被廣泛用於日常用品中。經常被作為天然消毒劑，加入洗滌凝膠中，達到清潔的作用。
- **預防蛀牙、除口臭**：蜂膠的特點使其成為口腔衛生的好幫手，可去除口臭和治療牙齦炎、口腔潰瘍、齲齒。食用蜂膠製成的口香糖或含片，只需在吐出前咀嚼大約 30 分鐘，就可以改善齲齒、保持口腔衛生。

[註]　⑥Chen, Yu-Jen、Huang, Ai-Chun、Chang, Hen-Hong、Liao, Hui-Fen、Jiang, Chii-Ming、Lai, Li-Yun、Chan, Jen-Te、Chen, Yu-Yawn、Chiang, Jasson《咖啡酸苯乙酯，一種蜂膠中的抗氧化物，保護自行車手外周血單個核細胞，防止超高溫脅迫》，2009 年食品科學雜誌。

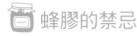 蜂膠的禁忌

- 除了少數對蜂產品有過敏情況的人，一般人都可以食用蜂膠，若食用後引起輕度的腹瀉，只需減少食用量即可。
- 有時也會發生較為特殊的皮膚過敏症狀，如果不確定自己對蜂膠會不會過敏，可先做一個初步測試確認。讀者可以在食用前將蜂膠塗抹在耳垂上觀察其反應，如果在接下來的幾分鐘內沒有瘙癢的感覺，這就意味著不會對蜂膠過敏，可以安心的食用蜂膠。
- 對萬金油，香脂楊樹過敏者，需注意可能有交叉過敏的風險。

※ 蜂膠治療一般是立竿見影的，如果 2 ～ 3 周之後，沒有見到任何療效，請立即停止治療。

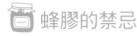 蜂膠的食用方法

- 當碰到呼吸道感染、感冒、喉嚨痛、蛀牙等問題，建議每天咀嚼1～3 次蜂膠，每次 1 克，持續 1 ～ 3 周；食用蜂膠粉或膠囊，每天 3克，也同樣有效。
- 蜂膠也可以發揮預防作用，用量同上，理想的時間是每年 2 ～ 4個療程，在季節轉換的時候食用。
- 對於其他產品，如液體、糖漿、噴霧……，請參考使用説明或諮詢醫生、藥劑師，因為對不同的症狀其用量非常不同。

蜂膠的用法

- 很多產品中含有蜂膠,如:藥片、口香糖、牙膏、軟膏、唇膏、糖漿、肥皂、口腔噴霧、鼻腔噴霧……請在使用前確認產品的成分和含量,蜂膠含量的多少,效果不盡相同。
- 蜂膠濃縮液與酒精混合,被稱為酊劑,可以內用或者直接塗抹於舌頭、口腔、牙齦、小傷口、膿腫等處。
- 蜂膠可溶於水或油,且不含酒精,用水稀釋之後可以用來洗澡和製作漱口水,也可用於兒童的鼻子和耳朵。
- 蜂膠的噴霧劑可以消滅微生物和其他有害微粒,如煙霧、塵蟎、灰塵等,從而淨化空氣。

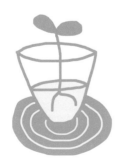

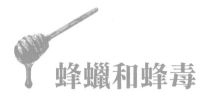

蜂蠟和蜂毒

蜂蠟

在蜂巢中，蜜蜂會分泌蜂蠟來製造蜂窩。在工業上，蜂蠟被用於製造某些化妝品，如面霜、唇膏、口紅等，還有藥品、蠟燭、家具用品，有時也被用作食品添加劑，例如糖霜。

蜂毒

公元前 4 世紀，希波克拉底就已經發現蜂毒是治療關節炎和其他關節問題的理想物質。直到今天，人們仍然使用它來治療風濕病、關節炎、肌腱炎、多發性硬化症和其他同類病症。在中國，人們會在注射針劑中加入蜂毒，並配合針灸來治療癲癇和關節炎。

此外，蜂毒還能直接用於被蜜蜂螫傷的情況，也被用來製作不同的抗蛇毒製劑，如藥膏、藥劑、藥丸……等。最近的研究也顯示，蜂毒的效果與是否含有消炎劑相關。

※ 請注意，蜂毒過敏的情況並不少見，甚至高達 5%。在法國，蜂毒的使用較為少見。

PART 4

蜂產品與美容

蜂蜜，千百年來一直被公認為美容聖品；蜂膠非常易溶，可溶於各種植物油和其他植物來源的蠟，如穀蠟、棕櫚蠟等；蜂蠟則是美容業不可或缺的原材料。

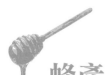

蜂產品在美容上的應用

 蜂蜜

千百年來，它一直被公認為美容聖品！蜂蜜的優點很多，且適合各種類型的肌膚，不但可以補充肌膚營養，使肌膚更加柔嫩，還能修護頭髮（特別是易受損髮質），使其柔順有光澤。使用方法也非常簡單，我們只需直接將其塗抹在皮膚或者嘴唇上，或者購買相關的護膚護髮產品即可。因為易於調製、可與其他產品混合使用、方便儲存等特性，蜂蜜因此成為製作面霜、保濕產品的重要原料。若想自行調製蜂蜜化妝品，建議選擇有機的液體蜂蜜或者顏色透明、氣味清香，略帶奶油狀的蜂蜜。

蜂蠟

所有化妝品從業人員都知道蜂蠟，它是一種美容業不可或缺的成分！它對溫度有很強的耐受力，不易受自然溫度的影響，能夠使配製的化妝品保持應用狀態，塗於皮膚上也能穩定發揮作用。運用其特性，人們用它作為乳液和面霜的增稠劑和穩定劑，使化妝品更加柔滑、溫和，或作為一種成膜劑，發揮其保護和防止脫水的作用。

一般來說，蜂蠟會以板狀或者球狀出售，通常有黃色和白色兩種顏色，兩者的區別在於，黃色的蜂蠟未經處理，白色的蜂蠟已經去除雜質並經過純天然或化學漂白處理。建議讀者選擇黃色的蜂蠟，才能確認其中不含化學品殘留。另外，在化妝品行業，也使用粉末狀蜂蠟，這種型態的蜂蠟可以更方便、更容易控制劑量。我們可以在專業的化妝品網站上找到某種產品的配方。

蜂膠

非常易溶，可溶於各種植物油和其他植物來源的蠟，如穀蠟、棕櫚蠟等。蜂膠是理想的唇膏增稠劑，面霜和乳液的液化劑，也被用於製作冷霜或蠟膏（一種油蠟混合物）。

蜂王漿

因蜂王漿具有非凡的再生功能，所以能使指甲更加堅硬，更被運用於減緩落髮的商品中。蜂王漿也有粉末的型態，其用法與粉末狀的蜂蠟相同。

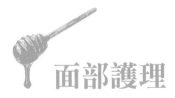 # 面部護理

洗面乳

蜂蜜可以通過化學作用清潔皮膚，與去角質顆粒搭配使用，能夠有效地淨化表皮。若屬於油性皮膚，可以考慮使用蜂膠，因為蜂膠有清潔和治療作用，這也是為什麼，我們會在專業的面霜中發現一定的蜂膠成分。除了洗面乳外，也可以使用不含酒精的噴霧，早晚用化妝棉塗抹於皮膚上，特別是額頭、鼻子、下巴，這些容易出油的 T 字部位。以下為大家提供幾個自製配方：

蜂蠟玫瑰潔面乳

材　　料：蜂蠟顆粒 2 匙、甜杏仁露 100 毫升、甘油 2 匙
玫瑰水 60 毫升、葡萄柚籽萃取物 20 滴

作　　法：

1 在開水中加入蜂蠟顆粒、甜杏仁露，以慢火加熱使其慢
慢融化，攪拌均勻後，關火。

2 加入玫瑰水、甘油和能起保護作用的葡萄柚籽萃取物。

3 用小湯匙攪拌均勻後，倒入 1 個瓶子中。

去角質糖蜜

適用膚質：中性和油性皮膚（敏感性皮膚的人請勿嘗試）

材　　料：液體蜂蜜 1 匙、糖 1 茶匙

作　　法：

1 將液體蜂蜜和糖拌勻。

2 將混合液輕抹在皮膚上，再用溫水洗淨。

TIPS

此糖蜜針對油性皮膚設計，帶微腐蝕性，也可用在身體上，除
毛前使用。

蜂蜜杏仁洗面奶

適用膚質：中性和油性皮膚（敏感性皮膚的人請勿嘗試）

材　　料：杏仁粉 2 匙、蜂蜜 2 匙、小碗 1 個

作　　法：

1 取 1 個碗，加入杏仁粉、蜂蜜，攪拌均勻。

2 將其塗抹在臉部，避開眼睛周圍，輕輕以打圈方式揉搓 5 分鐘。（重點是額頭、鼻子、下巴的 T 字部位）

3 用溫水徹底沖洗。

去角質燕麥酸奶蜂蜜

適用膚質：中性和油性皮膚（敏感性皮膚的人請勿嘗試）

材　　料：原味酸奶 2 匙、燕麥片 2 匙、液體蜂蜜 2 茶匙 小碗 1 個

作　　法：

1 取 1 個小碗，將原味酸奶、燕麥片、液體蜂蜜混合均勻。

2 將混合液塗抹於面部，避開眼睛周圍，輕輕以打圈方式揉搓 5 分鐘（尤其是 T 字部位），再用溫水徹底沖洗。

TIPS

清洗後也可以使用化妝棉塗抹一些橙花水或金縷梅水幫助護膚。

面霜

蜂蜜是一種對抗肌膚疲勞的優秀產品，可製成面霜或乳液，且從兒童到成年人都適合使用。蜂蜜面霜有保濕、滋潤、護膚的效果，可在日霜中添加一小塊蜂王漿或是購買含有蜂王漿的化妝品使用，因它具有明顯的調理和保濕效果，同時也可內服。一起試做以下配方吧：

橙花蜂蜜冷霜 ⑦

材　　料：碗 2 個、罐子 1 個、荷荷巴油 30 毫升
　　　　　維他命 E5 滴、橙花水 30 毫升、蜂蜜 1/2 茶匙
　　　　　葡萄柚籽萃取物 25 滴、天然蜂蠟 5 克

作　　法：

1 取 1 個碗，混合荷荷巴油、天然蜂蠟、維他命 E，以慢火使其融化。

2 在另 1 個碗裏，混合橙花水、蜂蜜、葡萄柚籽萃取物，也以慢火加熱。

3 離火，將上述混合物以打蛋器攪拌，直到完全冷卻。

4 以沸水或 70℃酒精消毒小罐子後，將混合液倒入密封。

　［註］　⑦ 本配方源自艾米莉・赫伯特的博客：www.mamzelleemie.com

杏仁乳液

材　　料：溫牛奶 150 毫升、蜂蜜 2 匙、甜杏仁油 1 茶匙
作　　法：

1 在溫牛奶中加入蜂蜜、甜杏仁油，攪拌均勻。

2 用化妝棉取適量塗抹於臉部，靜待 5 分鐘後清洗乾淨。

面膜

蜂蜜是家庭自製面膜不可或缺的重要原料，它的保濕性能，可以滋潤
肌膚而不產生油膩的感覺，還可以清潔肌膚。如果與其它去角質產品
（包括蜂產品）相結合，就可以製作出適合各種皮膚的面膜。

清潔面膜

適用膚質：油性皮膚

材　　料：小碗 1 個、綠泥 1 茶匙、蜂蜜 2 湯匙

　　　　　葡萄柚精油 2 滴

作　法：

1 取 1 個小碗，加入綠泥、蜂蜜、葡萄柚精油，攪拌均勻。

2 將此面膜避開眼睛周圍，敷在濕潤的皮膚上。

3 靜待 15 分鐘，然後用溫水徹底沖洗乾淨。

營養面膜

適用膚質：乾性皮膚

材　　料：鮮奶油 1 匙、成熟酪梨果肉 1/2 個

　　　　　液體蜂蜜 1/2 匙

作　法：

1 將鮮奶油、酪梨果肉和液體蜂蜜攪拌均勻。

2 將此面膜避開眼睛周圍塗抹於臉部。

3 靜待 15 分鐘，然後用水沖洗。

蜂蜜、蜂王漿再生面膜

適用膚質：熟齡皮膚

材　　料：小碗 1 個、蜂蜜 1 匙、蜂王漿少許、荷荷芭油 1 匙
　　　　　玫瑰水 1 茶匙

作　　法：

1 取 1 個碗，將蜂蜜、蜂王漿、荷荷芭油、玫瑰水混合。

2 將面膜避開眼睛周圍塗抹於面部。

3 靜待 15 分鐘，然後用溫水徹底沖洗乾淨。

蜂蜜、花粉面膜

適用膚質：易疲勞者

材　　料：蛋黃、液體蜂蜜 1 茶匙、花粉 1 茶匙

作　　法：

1 將蛋黃、液體蜂蜜、花粉混合均勻。

2 把此面膜塗抹在臉和脖子上。

3 靜待 30 分鐘，然後用溫水沖洗乾淨。

蜂蜜唇膏

嘴唇非常敏感，需水分滋潤，尤其在冬季時，須避免其龜裂和受刺激。蜂蜜有良好的癒合作用，可修護嘴唇，也可提供營養並禦寒。在嘴唇乾裂的情況下，請立刻在抹上一層厚厚的蜂蜜，保持一個晚上，並在隔天早晨用溫水洗淨！可讓嘴唇保持柔軟芬香，且因蜂蜜性質溫和，所以每天都可使用！自製天然蜂蜜唇膏，好好呵護柔嫩的嘴唇吧！

基礎唇膏

材　　料：甜杏仁油 50 毫升、蜂蠟 2 茶匙、液體蜂蜜 1 匙
　　　　　葡萄柚籽萃取物 6 滴、瓶子 1 個

作　法：

1 開水中加入甜杏仁油、蜂蠟，以慢火加熱並拌勻，離火。

2 加入液體蜂蜜和葡萄油籽萃取物。

3 將混合均勻的唇膏，倒入瓶中，早晚塗抹於嘴唇上。

椴樹蜜唇膏 [8]

材　　料：奶油 1 茶匙、蜂蠟 1/2 茶匙、椴樹蜂蜜 1/2 茶匙
　　　　　天然維他命 E2 滴、瓶子 1 個

作　法：

1 水中加入奶油、蜂蠟、椴樹蜂蜜、維他命 E，加熱並輕拌。

2 倒入 1 個瓶子中，冷凍 10 分鐘。

TIPS

這種唇膏可以保存 2 個月。

［註］ [8] 本配方源自艾米莉・赫伯特的博客：www.mamzelleemie.com

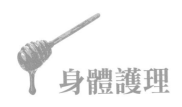

身體護理

沐浴用品＆蜂蜜潤膚

沐浴會使皮膚乾燥，當水質較硬時，皮膚會顯得特別乾澀。幸運的是，我們有「蜂蜜」，可以緩解這種「飢荒」！因蜂蜜有助於水的軟化，並使其散發香味，所以只需在放洗澡水時加入 2 匙蜂蜜或蜜醋，即能改善情況，使皮膚柔軟，感覺良好！

若在加入蜂蜜之前，滴入 10 滴精油稀釋蜂蜜，攪拌均勻，還可以因為加入精油的不同，而有不同效果。像是滴入洋甘菊、薰衣草、橙花香精可以用來放鬆；滴入檸檬、迷迭香或橙花香精可以刺激精神；滴入依蘭、廣藿香或玫瑰香精可以使你度過一個浪漫的夜晚……。另外，也可參考妮農・德・朗克洛 [9] 的沐浴妙方，作法很簡單，只要先加熱 1 公升牛奶，並在牛奶中加入 2 湯匙蜂蜜（可在蜂蜜中加入喜愛的精油），將其倒入洗澡水中，再加入 5 小把粗鹽即可。

除了應用在沐浴外，蜂蜜也是簡易的快速補水劑！只要在皮膚某些特別乾燥的部位，如手肘、腳跟……塗抹一點蜂蜜，然後靜待 30 分鐘，再用清水沖洗，肌膚就會重新變得柔嫩！如果雙腳特別乾燥，也可以試試在晚上睡覺前，給雙腳塗上一層厚厚的蜂蜜（如薰衣草蜂蜜），輕輕按摩最乾燥的區域，然後穿上襪子，保持一整晚，第二天醒來後洗腳，會發現皮膚變得非常柔軟。

以下為讀者提供更多小妙方：

［註］ ⑨ 妮農・德・朗克洛是 17 世紀法國知名作家及交際花，因其美容食譜和香味浴著稱於世。

香草牛奶浴

材　　料：蜂蜜 3 湯匙、香草精油 10 滴、熱牛奶 1 公升

作　　法：

1 在蜂蜜中加入香草精油稀釋。

2 加入熱牛奶，攪拌後倒入洗澡水中。

溫和沐浴露

材　　料：蜂蜜 1 茶匙、毛巾或浴球、適量沐浴露或肥皂

作　　法：

1 將蜂蜜倒在毛巾或者浴球上，然後加入適量沐浴露。

2 用這種略帶香氣的沐浴露擦拭全身，也可以將蜂蜜配合
肥皂來沐浴，非常簡單！

TIPS

此配方適用於淋浴時。

麥蘆卡蜂蜜奶油香皂 [10]

材　　料：礦泉水 1 杯、麥蘆卡蜂蜜或奶油狀蜂蜜 1/2 杯
馬賽皂 2 片、模具 1 個（矽膠材料或類似材質）

作　　法：

1 煮沸礦泉水，倒入麥蘆卡蜂蜜及馬賽皂，用鍋鏟攪拌，
直至成為糊狀。

2 將作法 1 倒入合適的模具中，晾乾 3 天後脫模。

［註］　⑩ 本配方源自艾米莉・赫伯特的博客：www.mamzelleemie.com

蜂蜜去角質＆除毛用品

蜂蜜具有清潔和滋潤的作用，可用來去除角質。將它與其他特定產品，如檸檬、酪梨、糖……配合使用，即成為最天然的清潔產品。蜂蜜也是最天然的除毛劑！在東方國家，婦女們用蠟和檸檬、焦糖的混合物除毛。如果肌膚較敏感，可以蜂蜜代替蠟，因蜂蜜比蠟更柔軟、更溫和，是一種 100% 純天然的好方法。不過如果是第一次使用，最好先詢問專家。一起自製最自然的蜂蜜＆除毛用品吧：

檸檬蜂蜜磨砂膏

適用部位：針對特別乾燥的區域

材　　料：蜂蜜 2 匙、葵花籽油 2 匙、檸檬汁 2 匙

作　　法：

1 將蜂蜜、葵花籽油、檸檬汁均勻混合。

2 用混合液揉搓手肘、膝蓋和腳跟。

3 靜待十幾分鐘，再用清水洗淨。

酪梨椰子蜂蜜磨砂膏

適用部位：針對乾性皮膚

材　　料：酪梨果肉 1/2 個、蜂蜜 2 匙、磨碎的椰子 1 匙

作　　法：

1 取酪梨果肉搗碎，加蜂蜜及磨碎的椰子，均勻混合。

2 將此混合物塗抹在濕潤的皮膚上，並輕輕揉搓。

3 靜待 5 分鐘後沖洗乾淨。

糖蜜磨砂膏

材　　料：小碗 1 個、蜂蜜 2 匙、糖 2 茶匙

作　　法：

1 取 1 個小碗，放入蜂蜜及糖，攪拌均勻。

2 將其塗抹在皮膚上，然後輕輕揉搓。

TIPS

・ 最好在使用這些磨砂膏前進行除毛。

・ 這種磨砂膏非常有效，千萬別揉搓太長時間。

除毛蠟

材　　料：小鍋 1 個、檸檬 2 個（擠成汁）、糖 10 塊
　　　　　蜂蜜 1 匙、橙花水 1 匙

作　　法：

1 小鍋中倒入檸檬汁、糖、蜂蜜、橙花水，混合攪拌均勻。

2 以小火將混合液熬至成糊狀，趁熱將其揉搓成球狀蠟。

3 將其放在皮膚上，它能夠將毛髮連根拔除。

TIPS

在除毛後，請使用甜杏仁油或乳油木果油滋養皮膚。

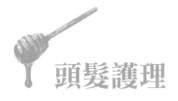

頭髮護理

 洗髮＆護髮用品

日常磨損、陽光照射、造型產品、極端乾燥、不均衡飲食……這些都是造成頭髮分叉的原因，除了將頭髮剪掉，建議用蜂蜜修復分叉的頭髮。蜂蜜非常柔和，可以製作適合各種髮質的洗髮水，所有的家庭成員，包括孩子，都可以使用加入蜂蜜的洗髮、護髮產品，你會發現使用後頭髮更加柔軟、有光澤、充滿活力了！以下分享一些，家庭常用洗髮／護髮用品的自製方法：

補水洗髮水

材　　料：碗 1 個、蜂蜜 1 茶匙、橄欖油 1 茶匙、雞蛋 1 顆
作　　法：
1 取 1 個碗，將蜂蜜、橄欖油和雞蛋攪拌均勻。
2 將其塗抹在頭髮上，然後揉捏並按摩頭皮。
3 靜待 5 分鐘後，用溫水沖洗淨，在頭髮上噴點冷水即可。

頭髮光澤洗髮水

材　　料：溫水 1 瓶（500 毫升）、液體蜂蜜 1/2 茶匙
作　　法：
1 在溫水中加入液體蜂蜜，搖晃直至蜂蜜完全溶解。
2 徹底清洗頭髮後，將這瓶水倒在頭髮上，輕輕按摩，再進行造型，無需沖洗。

TIPS

針對有光澤且易梳理的頭髮，可在洗髮水中再加入少許蜂蜜醋。

精油滋養髮膜

材　　料：蜂蜜 3 匙、檀香或玫瑰精油 2 滴、甜杏仁油 3 匙
　　　　　鮮奶油 3 匙

作　　法：

1 將蜂蜜、檀香或玫瑰精油和甜杏仁油混合，用慢火加水使其融化。

2 離火，加入鮮奶油攪拌。

3 將此髮膜塗抹在頭髮上，用熱的濕毛巾包裹，靜待 30 分鐘，再洗頭。

TIPS

此髮膜不能保存，若調製太多，可將它塗抹在臉部或頸部，皮膚將變得非常柔軟。但若要用在皮膚上，最好使用玫瑰精油。

蜂蜜保濕髮膜（乾燥髮質）

材　　料：碗 1 個、蛋黃 1 個、蜂蜜 2 匙
　　　　　甜杏仁油 1 茶匙

作　　法：

1 取 1 個碗，加入蛋黃、蜂蜜、甜杏仁油，用攪拌機拌勻。

2 將混合均勻的作法 1 塗抹在濕潤的頭髮上。

3 用熱毛巾包裹頭髮，靜待 30 分鐘，再洗頭，每周一次。

TIPS

· 也可搭配食用蜂王漿幾個星期，讓頭髮更柔潤，指甲更堅硬。

· 乾燥的頭髮需要營養和水分，使用蜂蜜、甜杏仁油和雞蛋製成髮膜，可以深層滋養，使頭髮煥然一新。

防頭屑＆防落髮用品

產生頭皮屑有很多原因，真菌增生，加速細胞更新，從而產生頭皮屑即是原因之一，若是在這種情況下，只需要清理頭皮即可，此時可以在市場上選購含蜂膠、蜂蜜成分、專門針對頭皮屑設計的產品使用。因蜂膠具有優異的淨化功能，能夠徹底清潔頭皮，同時舒緩發炎和瘙癢，避免頭皮屑的產生；蜂蜜則能幫助補水，使頭髮保持自然平衡，避免產生頭皮屑、頭皮發炎和瘙癢等情況。

如果發生異常落髮、過早落髮等情況，可以考慮將少量蜂蜜，用特定的精油，如百里香、依蘭稀釋後，加入日常用的洗髮水中使用；也可以連續幾個星期使用蜂王漿髮膜，來改善髮質（如果還有脫髮現象，可以再加入一點花粉）；或是在每次季節交替時，連續食用花粉或蜂王漿幾個星期，食用多個星期後，你將會發現頭髮變得濃密、有活力，落髮情況變緩或停止。除了在市面上購買適合的商品外，當然，也可以動手進行簡單的製作：

 ### 蜂膠防頭皮屑乳液

材　　料：常用洗髮水 1 匙、液體蜂膠 1/2 茶匙
作　　法：
1 在自己常用的洗髮水中，加入液體蜂膠，混合均勻。
2 正常洗頭，徹底按摩，靜待 5 ～ 10 分鐘，然後沖洗乾淨。

蜂蜜防頭皮屑乳液

材　　料：液體蜂蜜 1 茶匙、熱水 75 毫升

作　　法：

1 把液體蜂蜜加入熱水中，攪拌均勻。

2 將混和好的乳液，倒在頭髮上，輕輕劃圓做按摩，然後按照一般流程洗頭。

防脫髮蜂蜜精油洗髮水

材　　料：常用洗髮水 1 匙、水 1 匙、蜂蜜 1/2 茶匙
　　　　　百里香或依蘭精油 2 滴

作　　法：

1 將常用洗髮水、水、蜂蜜、精油，攪拌均勻。

2 將其倒在頭髮上，輕輕按摩頭皮，靜待 4 ～ 5 分鐘後徹底清洗。

TIPS

最好選擇中性的洗髮水。

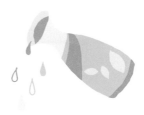

PART 5

蜂產品與健康

蜂蜜能夠以不同的方式治療各種疾病。直接食用或者加以稀釋後食用蜂蜜，可以提供能量；將蜂蜜直接塗抹於燒傷處，可以起鎮定和消毒作用；用蜂蜜水漱口，能夠舒緩咽喉疼痛……，一起來發現蜂蜜的一千零一種健康妙用吧！

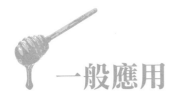

一般應用

 蜂蜜口腔潰瘍劑

推薦蜂蜜：薰衣草蜂蜜

說　　明：產生口腔潰瘍有多種原因，包括飲食、壓力、疲勞、刷牙過用力……等，為了避免口腔潰瘍發生感染，保持良好的口腔衛生至關重要。使用蜂蜜可以減緩疼痛，並加速癒合，因為它具有防腐性和良好的治癒能力。

使用方法：

● 飲用蜂蜜水，並使其停留在口腔中，不要立即將其吞咽，然後重複這個動作。

● 準備 1 匙蜂蜜，加上 1/2 杯檸檬水，用棉花棒將蜂蜜檸檬混合水塗抹在口腔潰瘍處，每日數次即可。

TIPS

請不要忘記蜂蜜的主要成分是糖，對牙齒不好，因此，不要讓蜂蜜在口腔中停留太長時間，在食用蜂蜜後也請及時刷牙。

 蜂膠燒傷／割傷膏

說　　明：蜂膠可以殺菌、消炎，促進傷口癒合，2002年美國一項研究顯示，蜂膠軟膏在傷口癒合方面的效果比傳統的燒傷治療藥膏磺胺嘧啶銀更有效。

使用方法：

● 在小傷口或燒傷上，按照藥品說明使用蜂膠軟膏即可。

蜂膠口腔潰瘍塗劑

說　　明：蜂膠具有防腐、修復及輕微麻醉的作用，可以真正地緩解口腔潰瘍問題。

使用方法：

- 用棉花棒取一些液體蜂膠，將它塗抹在口腔潰瘍處，每日 2 次。
- 用手指取一小塊純蜂膠，將其塗抹在口腔潰瘍處，並輕輕按摩，保持幾個小時。如果潰瘍的位置在牙齦及臉頰之間，或者牙齦和嘴唇之間，請反覆使用多次，否則無法獲得良好的效果。
- 也可以使用蜂膠噴霧、蜂膠片（每日 1～3 克），或者經常使用蜂膠漱口等方法。

蜂膠抗菌止疼牙膏

說　　明：建議使用含蜂膠的牙膏，預防蛀牙和牙齦疾病。以蜂膠漱口也能有效地減輕口腔炎症，更好地對抗由各種病原體引起的口腔感染。

使用方法：

- 你在為牙痛煩惱嗎？如果是，你可在去牙醫處預約就診之前，嘗試將蜂膠塗抹於痛處，如有必要，可反覆使用。

蜂蜜燒傷／割傷膏

推薦蜂蜜：薰衣草、百里香或麥蘆卡蜂蜜

說　　明：我們的祖先們是正確的，沒有像蜂蜜這樣，能有效治療燒傷的食品了！最近的各種科學研究顯示，蜂蜜具有非凡的治癒和潤膚能力。將蜂蜜塗抹在傷口處，傷口的癒合速度比使用其他傳統的藥品快很多。在某些醫院，它已經被廣泛地使用。我們可以在日常生活中，用蜂蜜來處理一些輕傷，如輕度燒傷、割傷、擦傷、劃傷……等。

使用方法：

- 碰到燒傷的情況，可將傷口浸泡於冷水中幾分鐘，然後將傷口擦乾，塗抹適量的蜂蜜，輕輕按摩，最後用無菌紗布或繃帶包紮。蜂蜜的用量取決於傷口的大小，每天用同樣的方法處理傷口直至痊癒即可。

- 如果是割傷或者抓傷，請先止血，然後用適量的蜂蜜塗抹傷口，再用繃帶或紗布包紮，每天用同樣的方法處理傷口直至痊癒。

TIPS

如果燒傷的傷口範圍較大、有起水泡現象、程度較重、位於手臉等敏感區，或者是遇到兒童的燒傷問題，必須立即就醫。

幫助減輕鼻竇炎症狀

說　　明：鼻竇炎感染可能是由病毒、細菌或過敏引起，如果是慢性鼻竇炎，在藥物治療外可以考慮配合蜂蜜或蜂膠，加速痊癒。

使用方法：

- 取一小塊蜂膠，就像嚼口香糖一樣慢慢咀嚼 15 分鐘，然後吐掉，每天 3～4 次。
- 可以選擇蜂膠噴鼻劑作為補充治療的手段，也可以用鹽水清洗鼻子後，直接吸入少許粉狀蜂膠。

舒緩結膜炎

說　　明：結膜通常指覆蓋在眼白和下眼瞼的薄膜，結膜炎是種眼結膜的炎症。引起結膜炎的原因很多，主要有細菌、病毒、過敏或中毒。蜂蜜被證明對結膜炎有一定作用，可舒緩過敏和紅腫。在一些拉丁美洲國家，人們直接往眼睛裏滴蜂蜜，但建議把蜂蜜稀釋後，塗抹在紗布再使用。

使用方法：

- 取 2 湯匙洋槐蜂蜜，倒入一碗熱水中，冷卻幾分鐘，然後用紗布敷在眼睛上，靜置幾分鐘。每天重複這一步驟，直到症狀消失。同時也可以配合用矢車菊水或玫瑰水洗眼睛。如果症狀沒有得到明顯改善，請諮詢醫生或者藥劑師，他們會提供更合適的解決方案。

消除口臭

推薦蜂蜜：麥蘆卡蜂蜜

說　　明：口乾、藥物治療的副作用、牙齒問題……等都是口臭的原因，但最根本的原因是細菌的繁殖，造成了口臭。也因此，有殺菌和抗菌作用的蜂蜜，可以消除口臭。該選擇哪種蜂蜜呢？麥蘆卡蜂蜜是公認含高防腐劑的食品，我們可以在很多地方，特別是其原產地澳大利亞，找到以麥蘆卡蜂蜜和蜂膠為主要成分的牙膏。另外，我們也可以利用蜂膠具有的防腐性，保持長時間的清新口氣。

使用方法：

- 可以嘗試祖先們的方法，每天早晚用 1 大杯水稀釋 1 匙蜂蜜來漱口，但漱完口後別忘了刷牙！
- 在南美，人們在 1 杯溫水中加入 1 茶匙蜂蜜和 1 茶匙肉桂，攪拌後漱口。
- 使用蜂膠牙膏或咀嚼蜂膠口香糖，每天 2 ～ 3 次。
- 將 8 滴蜂膠液、8 滴薄荷精油倒入 50 毫升薄荷露中，完成蜂膠漱口水。每週使用 1 ～ 2 次。也可以直接在商店購買蜂膠漱口水。

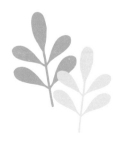

解決聲音嘶啞／咽喉疼痛問題

推薦蜂蜜：薰衣草蜂蜜

說　明：人的聲帶非常敏感，受寒、長時間用嗓過度、吸煙或酗酒、壓力和炎症都會使聲帶受損，造成聲音嘶啞或者失聲。為了解決這個問題，可以學習祖先們使用的傳統方法，即做好保暖工作、多吃蜂蜜。

使用方法：

● 清晨食用 1 匙蜂蜜，讓其順著喉嚨慢慢地被吸收。
● 取 1 小杯溫水，加入 1 匙蜂蜜攪拌，每天飲用數次，直到症狀消失。
● 1 杯熱水加 1 匙蜂蜜和半顆的檸檬汁，每晚睡前飲用。
● 嘗試用蜂蜜做糖果，但這些糖果非常甜，不能吃多。
● 在古代，人們使用蜂膠來治療失聲。在現代，我們可以隨身攜帶蜂膠口噴劑或口香糖，很容易地應對這些小毛病，也可以直接咀嚼 1 克蜂膠片，但一天不能超過 3 克。

避免曬斑

推薦蜂蜜：薰衣草蜂蜜或者麥蘆卡蜂蜜

說　明：在日光下長時間曝曬會使皮膚受傷，若碰到這種情形，請立即用蜂蜜塗抹皮膚，它甚至比防曬霜更有效！只需簡單的步驟，皮膚就會得到滋潤、舒緩和癒合。

使用方法：

● 取適量蜂蜜，塗抹於皮膚上，輕輕按摩，並晾乾。

緩解皮膚皸裂

推薦蜂蜜：薰衣草蜂蜜

說　　明：嘴唇、手腳或哺乳期母親乳頭的皮膚皸裂，是非常痛的。這種情形可運用蜂蜜緩解疼痛，因它具有癒合傷口的作用，可帶來真正的幫助，且用量上無任何限制。

使用方法：

● 嘴唇皸裂：睡前取少許蜂蜜，直接塗抹在皸裂處。

● 皮膚皸裂：將 2 匙蜂蜜和 1 匙甜杏仁油混合，塗抹在患部，至少保持 30 分鐘，如有必要，再用清水沖洗。重複操作直到傷口癒合。

● 乳頭皮膚皸裂：將蜂蜜或者上項蜂蜜的混合物直接塗抹在皮膚上。

TIPS

如果對甜杏仁油過敏，請使用其他植物油，如荷荷芭油或小麥胚芽油。

舒緩蚊蟲叮咬造成的搔癢

推薦蜂蜜：薰衣草或麥蘆卡蜂蜜

說　　明：蜂蜜可以緩解由蚊蟲叮咬引起的搔癢；蜂膠有輕微的麻醉作用，可舒緩搔癢。

使用方法：

● 取適量的推薦蜂蜜，輕輕塗抹於蚊蟲叮咬處，如有必要，可以反覆塗抹。

● 將含蜂膠產品直接塗抹在被叮咬處，如噴霧、精油…。

減緩濕疹／牛皮癬

推薦蜂蜜：薰衣草蜂蜜

說　　明：由於蜂蜜有舒緩、保濕、癒合和抗菌的作用，所以可以緩解甚至治癒輕度濕疹。一般情況下，蜂蜜對牛皮癬等皮膚問題都有效。此外，蜂膠也有類似療效！

使用方法：

- 用適量的蜂蜜取代昂貴的護膚品，其結果是驚人的！
- 可用 100 毫升橄欖油和 5 毫升蜂膠（兒童為 2 毫升），混製的保濕水，塗抹於乾性濕疹處，並輕輕按摩。
- 可直接購買針對濕疹等皮膚問題的蜂膠面霜或肥皂。

改善痙攣／痠痛

推薦蜂蜜：板栗蜂蜜、山楂蜂蜜

說　　明：有些人經常會夜間抽筋，其常見原因可能是體內缺乏礦物質，如鉀、鎂等物質。除了多喝水（特別是富含鎂的礦泉水）、按摩抽筋部位的肌肉……等方法外，也可以食用蜂蜜，這也是運動員防止肌肉抽筋的方法之一。同理，我們也可以用相同方法解決其他疼痛和痙攣問題。

使用方法：

- 每天食用 3 匙蜂蜜代替糖。
- 準備 1 大杯水，加入 1/2 個檸檬及 1 匙蜂蜜，每天兩餐之間飲用，一天 2～3 次。

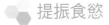 提振食慾

推薦蜂蜜：藥炭鼠李蜂蜜或蕎麥蜂蜜

說　　明：蜂蜜可以提振食慾，且因為蜂蜜營養豐富，能給食慾不振、營養不良的人提供缺乏的營養物質，建議老人和兒童食用。

使用方法：

- 在早餐時，直接食用 1 匙蜂蜜或者將其加入冷飲、熱飲、酸奶中稀釋後飲用。（可多次飲用）
- 可以持續食用蜂王漿 1 個月或者每天將 1 匙花粉加入 1 大杯新鮮橙汁中，連續飲用 3 個月。

治療齲齒／牙齦炎／牙菌斑

推薦蜂蜜：麥蘆卡蜂蜜。

說　　明：蜂蜜對牙齒有不良影響，或是相反的，它能夠預防齲齒？關於這個問題，是存在爭論的。某些專業人員認為，蜂蜜有抗菌作用，可以消滅導致牙齦炎或齲齒的細菌。也有一些研究表明，某些蜂蜜，含有非常豐富的抗菌素，有助於對抗牙菌斑和牙齦炎。也有人認為蜂蜜和白砂糖一樣，含有果糖和葡萄糖，會導致齲齒。

結　　論：假如孩子們喜歡蜂蜜甚於糖果，那就隨他們去吧。但不建議以預防蛀牙為藉口，用蜂蜜作為漱口水，因有另一種蜂產品——蜂膠，比蜂蜜更有效且無副作用。

改善血液循環

推薦蜂蜜：板栗蜂蜜或麥蘆卡蜂蜜

說　　明：某些蜂蜜（如栗樹蜂蜜或麥蘆卡蜂蜜），可以
改善血液循環，對靜脈瓣膜功能不全、腿部沉重乏力等症
狀有一定的幫助。

使用方法：

● 每天食用 1～3 湯匙的推薦蜂蜜，可選擇自己喜歡的食
　用方法，放在茶或酸奶中代替糖，或塗抹在麵包片上。

減輕消化不良的症狀

推薦蜂蜜：迷迭香蜂蜜、百里香蜂蜜、檸檬蜂蜜
　　　　　蜜蜂花蜂蜜

說　　明：眾所周知，蜂蜜可以幫助食物消化，而且因蜂
蜜本身含有豐富的葡萄糖，所以不需要消化器官的干預，
就可以消化的非常簡單快速。

有些蜂蜜特別適合在有消化方面問題（如消化不良或吃得
太飽）時食用，此時可以用蜂蜜來代替白砂糖，將會看到
不同的效果。

使用方法：

● 在 1 杯溫水中加入 1/2 個檸檬的汁及 1 茶匙蜂蜜，每次
　飯前半小時飲用。

● 在 1 杯熱水中加入 1 茶匙肉桂粉、2 匙蜂蜜，晚餐後飲
　用。需特別注意，熱水不能煮沸，否則會破壞蜂蜜的營
　養物質。

減少宿醉症狀

推薦蜂蜜：薰衣草蜂蜜、椴樹蜂蜜、橙花蜂蜜
迷迭香蜂蜜

說　　明：同時飲用蜂蜜和酒精可以幫助身體迅速排除酒精，從而減少宿醉症狀。如果在晚上豪飲後沒有食用蜂蜜，那麼可以在第二天食用1匙蜂蜜，這樣做不但對肝臟有好處，還能緩解頭痛。

使用方法：

● 在宿醉的第二天早晨，食用1～2湯匙的蜂蜜，或將之塗抹在麵包片上食用。

舒緩便祕

推薦蜂蜜：洋槐、沙棘、迷迭香或野山蜂蜜（小孩可食）

說　　明：蜂蜜是一種輕微的瀉藥，它對腸道菌群有正面作用，可以對抗大腸中的發酵作用，對慢性或偶發性便祕特別有效。對於慢性便祕，花粉也是一種很好的補充治療方法，它沒有通便功效，但可幫助食物在消化道中順利通過，因此對腹瀉也有一定的效果。

使用方法：

● 取1大匙花粉，用1大杯水或果汁稀釋，直接食用。可連續食用幾個星期，並逐步減少劑量，慢慢改善病情。

預防感冒／流感／著涼

推薦蜂蜜：松樹蜂蜜、百里香蜂蜜、桉樹蜂蜜
　　　　　麥蘆卡蜂蜜

說　　明：當出現喉嚨癢、流鼻水等著涼症狀時，趕緊拿出蜂蜜。它是非常有效的食品，可以抵禦病毒和細菌引起的感染，減少感冒症狀，加快恢復速度。讀者可以在冬季來臨前，利用蜂蜜刺激免疫系統，採取預防性措施。

可以抵抗病毒的不只有蜂蜜，蜂膠也是很好的選擇！它是一種天然的抗生素，能夠有效對抗細菌和微生物（包括引起感冒的病菌），且無成癮性、無副作用，這種優越的特性使它理所當然成為家庭不可或缺的藥品，主要用於治療和預防某些感染疾病。

使用方法：

- 每早食用 1 匙蜂蜜，能幫助對抗疲勞，舒緩咽喉疼痛。
- 也可試試 1 匙蜂蜜、1 個檸檬的汁、1 杯熱水混合飲用。
- 在孩子們的熱牛奶中加入 1 匙蜂蜜，攪拌均勻後飲用。
- 成人方面，可以給自己調製 1 杯格羅格酒，只要將 1 碗熱開水、1 匙朗姆酒、1/2 個檸檬的汁、1 大匙蜂蜜，混合均勻後，在睡前趁熱飲用即可。
- 一有感冒症狀，就可以咀嚼蜂膠片，每天 1～3 次，每次 1 克。
- 滴幾滴液體蜂膠在手帕上，然後深呼吸！
- 對於支氣管炎或鼻炎反覆發作患者，可以使用蜂膠噴霧來淨化空氣。

❀ 抑制咳嗽

推薦蜂蜜：松樹蜂蜜、桉樹蜂蜜或薰衣草蜂蜜

說　　明：對付咳嗽，蜂蜜是最好的武器，科學已經證明了蜂蜜止咳的有效性！根據美國一項針對兒童和青少年的研究 ⑪，蜂蜜比很多止咳藥水更加有效！它具有的抗菌作用，能夠加速痊癒；具有的軟化作用，能夠減輕喉嚨疼痛；具有的舒緩作用，能幫助睡眠，且兒童 18 個月至 2 周歲後，就可以開始食用。

使用方法：

- 取 1 ～ 2 茶匙蜂蜜（2 ～ 5 歲兒童 1/2 茶匙），放入口中待其慢慢融化，可反覆食用多次。

- 將 1 湯匙蜂蜜加入 1 杯熱牛奶中飲用，早餐、午餐和睡前，每天 3 次。

- 蜂蜜和檸檬的組合也同樣有效，只要在 1 杯熱水中加入 1 匙蜂蜜、1/2 個檸檬的汁，於每日兩餐之間飲用，一天 2 次即可。

- 也可以自製止咳糖漿，只要在 25 盎司的沸水中放入 3 根百里香樹枝，浸泡 15 分鐘。過濾之後添加 4 匙的百里香蜂蜜和 1 個檸檬的汁。以小火慢慢加熱，直到黏稠度與普通止咳糖漿類似為止。將它倒入瓶中，每天食用 3 ～ 4 湯匙。※1 盎司 = 28.41 毫升

［註］ ⑪《蜂蜜、右美沙芬、及無特殊治療對兒童和他們的父母夜間咳嗽及睡眠質量的影響》，I. M. Paul, J. Beiler, A. McMonagle, M. L. Shaffer, L. Duda, C. M. Berlin Jr.I.M.《兒童和青少年醫學檔案》，2007 年。

治療花粉症／季節性過敏

推薦蜂蜜：迷迭香蜂蜜

說　　明：春天季節，許多人會因為花粉引起過敏性鼻炎，導致流淚、鼻涕、噴嚏不斷。一旦症狀出現，可食用蜂蜜試試，它所含的花粉顆粒可治療過敏。同理花粉也能作為補充食品，幫助治療花粉過敏，且是全天然、無負擔的特異性免疫治療，它能加強免疫系統，從而使身體更好地與過敏反應作鬥爭。若身邊正好沒有蜂蜜或花粉，也可以考慮蜂膠。

使用方法：

- 直接食用 1 匙迷迭香蜂蜜，每日 3 次，直到症狀消失。
- 如果想預防過敏，建議在花粉季前 3 個月開始食用蜂蜜，每日 3 次。
- 可像吃口香糖一樣慢慢咀嚼花粉。
- 蜂膠對過敏同樣有效，可在每個季度食用蜂膠 6 個星期，每天 1 克。

TIPS

- 要知道，食用的花粉和漂浮在空氣中的花粉相當不同，食用花粉更有黏性，更重，呈球狀，與消化液混合後，不會使人產生過敏。
- 請選擇所在地區生產的蜂蜜。

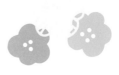

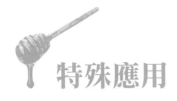

特殊應用

 改善性疲勞／性慾減退

說　　明：性慾下降往往與壓力及身體疲勞相關。從這個意義上來說，蜂蜜並不是一種春藥，而是很好的滋補品和興奮劑，有時也對一些「小故障」有效！

古代用法：

● 在古代，法老們新婚的第一個月內會飲用一種用蜂蜜和蜂膠製成的飲料。這種習俗起源於古巴比倫，婚禮結束之後的 1 個月，新娘的父親必須為女婿大量提供一種由蜂蜜發酵製成的飲料，這種飲料可以使人興奮，增進性生活的和諧，這也是「蜜月」一詞的由來。

 減輕胃部不適／肝功能衰竭

推薦蜂蜜：迷迭香蜂蜜

說　　明：當肝臟不能分泌足夠的膽汁，或者膽囊排空功能不好，就會引起消化不良，這就是「肝功能危機」。碰到這樣的情況時，必須避免食用高脂肪食物，並盡可能多食用水果和蔬菜，如紅蘿蔔、青瓜、生菜、節瓜、甜菜、番茄、檸檬、橘子、蘋果、葡萄……等，再加上一點蜂蜜。

使用方法：

● 準備 1 大杯水，加入 1/2 個檸檬的汁及 1 匙迷迭香蜂蜜，每天兩餐之間飲用，一天 2 次。

蜂蜜壯陽藥

推薦蜂蜜：薄荷蜂蜜、羅勒蜂蜜、風輪菜蜂蜜

說　　明：為什麼葉門的特產——野生棗花蜜是世界上最貴的蜂蜜？因為人們發現它是一種壯陽藥！在法國，它的價格大概是每公斤 100 歐元。

使用方法：

- 晚上，可以為自己準備 1 匙蜂蜜，你將會度過一個甜蜜的夜晚。

- 為了刺激男性性慾，也可以嘗試逸夫·多那迪歐 ⑫ 提供的、對他來說堪稱「奇跡」的食譜，作法是將 4 ～ 5 個蛋黃和 125 克迷迭香或三葉草蜂蜜混合，罐裝後放於冰箱中，每天早晨直接食用一小勺或將其塗抹在麵包片上即可。

- 蜂王漿是一種高營養物質，因為當中含有豐富的植物激素，可以刺激男性勃起和女性的性慾。如果有需要，可以給雙方都來上一點！

［註］　⑫ 資料來源 www.01sante.com

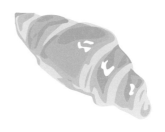

膽固醇／心血管病

推薦蜂蜜：蕎麥、迷迭香和百里香蜂蜜

說　　明：蜂蜜因為含有豐富的抗氧化劑，可以防止有害膽固醇的形成，對心臟起保護作用。2004 年加州大學的一項研究顯示，經常食用蜂蜜，可以增加血液中的多酚。要如何辨別蜂蜜的抗氧化劑含量呢？仔細觀察蜂蜜的顏色，顏色越暗沉，說明它含有較豐富的抗氧化劑。

使用方法：

● 在日常飲食中用蜂蜜代替糖類。

● 食用富含抗氧化劑的蜂蜜時，請配合水果、蔬菜和高纖維的食物，盡量避免或者少食用含飽和脂肪酸的食品。

TIPS

多酚是一種有助於降低心血管疾病風險的抗氧化劑，常見於蔬菜水果、巧克力或紅酒中。

緩解頭痛／偏頭痛

推薦蜂蜜：薰衣草蜂蜜、椴樹蜂蜜或橙花蜂蜜

說　　明：蜂蜜有鎮靜作用，可以緩解頭痛和偏頭痛。

使用方法：

● 倒 1/2 杯熱水，加入 1 茶匙蜂蜜，均勻攪拌後即可，建議長時間飲用。

輔助治療慢性膀胱炎

推薦蜂蜜：歐石楠蜂蜜、板栗蜂蜜和杉樹蜂蜜

說　　明：膀胱炎一般是由尿道感染引起的（如大腸桿菌發炎即可引發膀胱炎），發作時較為痛苦，且發作頻繁。醫師經常給予抗生素等藥物治療此症，但抗生素治療並不總是有效的。此時，可食用蜂蜜或蜂膠，作為醫療手段的補充，因蜂蜜具有利尿及殺菌作用，對膀胱炎有很大的幫助；蜂膠則可以鎖定造成感染的特定細菌，然後消滅牠。

使用方法：

● 在 1 杯水中加入 1 茶匙歐石楠蜂蜜，一天飲用數次。如果患有膀胱炎，必須多喝白開水，盡可能不喝含有礦物質的水。

● 有研究顯示，經常攝取蜂膠可減少膀胱炎的發作頻率。只需按照食用說明食用即可，但建議向醫生諮詢。

🔶 腹瀉

推薦蜂蜜：洋槐蜂蜜、歐石楠蜂蜜、百里香蜂蜜
　　　　　麥蘆卡蜂蜜

說　　明：在便祕的情況下建議食用蜂蜜，但蜂蜜同時也可治療腹瀉（尤其是兒童腹瀉）。因蜂蜜扮演著雙重角色，既可破壞腹瀉的腸道細菌，也可迅速恢復身體的礦物質儲備。南非的研究員發現，在治療因細菌感染引起腹瀉的兒童時，食用蜂蜜的患兒，比用傳統葡萄糖液治療的患兒恢復速度快 2 倍。花粉也有調節消化功能的作用，可用於便祕和腹瀉。患者持續食用花粉數週，能改善腸道功能。

使用方法：

● 白開水加入 1 匙蜂蜜（兒童 1 茶匙），每日飲用 2 ～ 3 次。

🔶 補充鈣質

推薦蜂蜜：歐石楠蜂蜜、板栗蜂蜜、杉木蜂蜜、蕎麥蜂蜜

說　　明：蜂蜜含有豐富的礦物質鹽，能夠促進鈣的吸收，推薦骨質疏鬆患者食用。花粉則含有容易被人體吸收的鈣質及鉀和鎂兩個至關重要的礦物質，建議從更年期開始，定期（按季度）食用花粉。

使用方法：

● 奶製品、熱飲、糕點中加點蜂蜜，代替傳統的白砂糖。

TIPS
骨質疏鬆一般發生於 50 歲後，鈣質慢慢流失而導致骨質變脆弱。

失眠／睡眠障礙／精神緊張

推薦蜂蜜：山楂樹蜂蜜、椴樹蜂蜜、薰衣草蜂蜜
　　　　　橙花蜂蜜

說　　明：蜂蜜的鎮靜及助眠作用，一般來源於蜜蜂採蜜
的植物。

使用方法：

- 在 1 杯熱牛奶中加入 1 匙蜂蜜，睡前飲用，飲完後別忘
  了刷牙！。

- 準備 1 瓶洋甘菊、橙花、椴樹等植物油，在其中加入 1
  匙的蜂蜜。給自己準備一個使精神放鬆的泡泡浴，只需
  取 3 匙薰衣草精油、3 湯匙蜂蜜，將它們加入洗澡水，
  水溫不超過攝氏 35 度，將自己浸泡其中 20 分鐘左右。

- 有時候嬰兒會難以入睡，建議媽媽們在晚上時，於孩子
  奶瓶裏加入 1 匙蜂蜜。但請注意，不要讓孩子愛上糖的
  味道，因為睡前食用含糖的食品對牙齒不好！

TIPS

若您的孩子未滿 1 歲，最好不要餵食蜂蜜，因蜂蜜可能讓 12 個
月以下的嬰兒肉毒桿菌中毒。

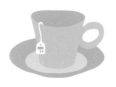

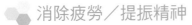 消除疲勞／提振精神

推薦蜂蜜：歐石楠蜂蜜、百里香蜂蜜或灌木蜂蜜

說　　明：蜂蜜因富含葡萄糖和果糖，容易被人體吸收，故常被用於提神。在古代，運動員於訓練後喝1杯蜂蜜水，即可以迅速恢復體力，這種用法使現代人深受啟發。

使用方法：

- 蜂蜜是幫助兒童開胃的理想食品，在使用白糖時可考慮用蜂蜜代替，如放在茶、糕點內的糖即可以改用蜂蜜。

- 早晨起來為全家人準備一頓營養豐富的蜂蜜早餐吧！請選擇1匙推薦蜂蜜，直接食用或將之塗抹於烤麵包片上，或加入麥片、熱牛奶、茶或優酪乳中……。

- 蜂王漿和花粉也是良好的能量來源，可以讓人體力充沛，精神飽滿。可以在早晨食用，作為蜂蜜的補充。

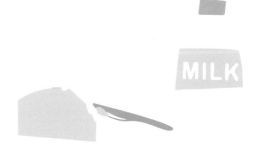

幫助解決尿床／尿失禁問題

推薦蜂蜜：洋槐蜂蜜

說　　明：尿床是兒童最常見的心理問題，如果超過 3 歲的孩子仍然尿床，會被認為是較嚴重的問題。若沒有立竿見影的方法，那麼蜂蜜或其他蜂產品能夠提供一定的幫助，並加速問題的解決。因為蜂蜜不會加重腎臟的工作，其本身能夠鎖住水分，並與鎮靜作用相配合，確保孩子度過寧靜的夜晚。同理，也對尿失禁有效。

使用方法：

● 晚上睡覺前，讓孩子直接食用 1 茶匙蜂蜜，或者在溫牛奶中加入等量的蜂蜜飲用，但飲用完一定要刷牙。

● 將花粉 ⑬ 加入 1 杯鮮榨橙汁或蜂蜜牛奶中，3 ～ 5 歲兒童 2 茶匙，6 ～ 12 歲兒童 1 湯匙，持續飲用幾個星期。

● 在早晨或飯前半小時給孩子食用 65 毫克的蜂王漿凍乾粉，每季度持續食用 6 周。若是成人的尿失禁問題，則可再增加 1 ～ 2 匙蜂蜜，早晚食用。

［註］　⑬ 資料來源：多納蒂歐博士的純天然藥物網站：www.01sante. com

PART 6

蜂蜜與美食

廚房裏，蜂蜜無所不在！它可以用來製作甜點，也可以用在很多其他菜肴上。將蜂蜜運用在沙拉醬、滷汁中，可以增添一種酸甜味；運用在水果上，可以作為焦糖水果的材料；運用在肉類或蔬菜上，可以增添色澤；運用在麵團中，可以使麵團變軟，促進酵母的發酵……。

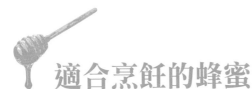

適合烹飪的蜂蜜

挑選蜂蜜的方法

一般來說，選擇口感較柔和的蜂蜜，較能保持菜肴的原始風味，如洋槐蜂蜜、薰衣草蜂蜜……。如果要做薑餅，可以選擇較特殊的蜂蜜（如歐石楠蜂蜜、板栗蜂蜜）其味道能蓋過食譜上的各種其他香料味。以下是一些常用於烹飪的蜂蜜。

※ 蜂蜜的甜味大於糖類，因此，食譜中 100 克的糖，可以用 75 克蜂蜜代替。

口感柔和的蜂蜜

名稱	說明
洋槐蜂蜜	口感最柔和，是水果甜點的最佳選擇，甜味不會過於強烈。
向日葵蜂蜜	一般用於製作糕點和麵包。
覆盆子蜂蜜	是甜食的理想選擇。
橙花蜂蜜	可以用於水果甜點，尤其是柑橘類甜點。
薰衣草蜂蜜	用在甜點或鹹味食物中均可。
迷迭香蜂蜜	用於烘烤食品。

特色鮮明的蜂蜜

名稱	說明
草莓樹蜂蜜	可用於烹飪酸甜味菜肴或野味。
藥炭鼠李蜂蜜	可用於烹飪肉類，如野味、豬腰、雞等。
歐石楠蜂蜜	可用於突顯肉類的本身味道或製作酸甜味菜肴。
森林蜂蜜	可塗抹於麵包片上，或加在茶、湯中。
栗子蜂蜜	和起司一起食用相當美味，也可以在糕點和菜肴中適量加入。

蜂蜜食譜〔前菜〕

 蜂蜜卡芒貝爾起司 **2**人份

材　料：卡芒貝爾起司 2 小塊（150 克）、液態蜂蜜 4 匙
作　法：

1
烤箱溫度調節到 180℃預熱。

2
將卡芒貝爾起司去除包裝紙後放入包裝盒中，然後將其放入烤箱中烘烤約 15 分鐘（無需加蓋）。

3
在此期間，於鍋中加熱蜂蜜，但不要煮沸。

4
將起司從烤箱中取出，澆上溫熱的蜂蜜，立即上桌食用。

TIPS

可以和芝麻、蔬菜沙拉拌沙拉油一起食用，還可以撒上點乾松子。

費塔番茄串 24串

材　　料：原味費塔起司 200 克、櫻桃番茄 12 個
　　　　　新鮮羅勒葉 12 片、液體蜂蜜 2 匙
佐　　料：橄欖油 2 匙、胡椒粉
特殊材料：小竹籤 24 個，或牙籤
作　　法：

3 將櫻桃番茄洗淨，切成 2 半。

1 取 1 個碗，放入橄欖油和蜂蜜，攪拌均勻，加入胡椒粉。

4 將 1/2 個番茄和費塔起司塊用小竹籤串起來，放涼後直接上菜。

2 將羅勒葉切碎，放入小碗中混合。再將費塔起司切成 24 個小塊，放入碗中醃至少 1 小時。

蘋果蜂蜜熱山羊起司 4人份

材　　料：山羊起司8小塊（如勞卡馬杜爾起司）、生菜1個
　　　　　鄉村麵包4大片、液體蜂蜜4匙、橄欖油2匙
　　　　　蘋果、番茄各2個

佐　　料：橄欖油3匙、香醋1匙、芥末1茶匙、鹽、胡椒粉

作　　法：

1
先將烤箱預熱。

2
鄉村麵包片切成2半，並在每個麵包片上塗抹山羊起司，撒上少許橄欖油和胡椒粉。

3
蘋果洗淨、去皮，切成條狀；番茄洗淨、切塊；生菜洗淨備用。

4
取1個碗，將佐料倒入，並攪勻成醬汁。

5
將塗抹了起司的麵包片放入烤箱烤5～7分鐘。

6
在每個碟子上放上生菜、蘋果條和番茄塊，淋上醬汁。

7
麵包烤至金黃，取出後放在沙拉上，在每片麵包上加入蜂蜜，即可食用。

烤苦苣 **6**人份

材　　料：苦苣 10 個、麵團 1 個、液體蜂蜜 2 匙
佐　　料：香醋 2 匙、奶油 20 克、核桃 1 個、鹽、胡椒粉
作　　法：

1
將烤箱溫度調節到 180 ℃，預熱。

2
苦苣洗淨，縱向切成 2 半。

6
烘烤 25 分鐘，將餡餅盛入盤中，即可食用。

3
將 1/2 奶油放入鍋中加熱融化，再加入苦苣，小火烘焙約 20 分鐘，煮熟後加入蜂蜜。

5
麵團展開覆蓋苦苣，並將在盤子外面的麵團往內收。

4
另在餡餅盤周圍抹上奶油，倒入香醋後，將苦苣放入，平面朝上，加鹽和胡椒粉。

紅蘿蔔柳橙蜂蜜濃湯 **4** 人份

材　　料：紅蘿蔔 1 公斤、洋蔥 2 個、柳橙 1 個（擠成汁）
　　　　　液體蜂蜜 2 匙
佐　　料：橄欖油 2 匙、鮮奶油 100 克、鹽、胡椒粉
作　　法：

1
將紅蘿蔔洗淨去皮，切成片；洋蔥剝皮、切碎末。

2
砂鍋加入橄欖油加熱，放入洋蔥炒至金黃色，再加入紅蘿蔔和蜂蜜攪拌，煮 5 分鐘。

3
加入 500 克水，煮約 15 分鐘。

4
攪拌均勻，然後將湯倒入平底鍋中，加入奶油、鹽和胡椒粉，用小火再煮幾分鐘。

5
食用前加入橙汁即可。

TIPS
此湯冷熱均可食用

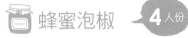 蜂蜜泡椒 4人份

材　　料：黃椒 3 個、紅椒 3 個、蜂蜜 2 匙、檸檬 1 個（擠成汁）
佐　　料：橄欖油 3 匙、大蒜 3 瓣（磨成末）、鹽、胡椒粉
作　　法：

3

放涼後剝皮，然後切成條狀。

1

先將烤箱預熱後，再將黃椒、紅椒洗淨，對半切開，去籽。

4

取 1 個碗，放入橄欖油、蜂蜜、檸檬汁、蒜末、鹽和胡椒，攪拌均勻，靜置整夜。

2

將防油紙鋪在烤箱上，放入甜椒，果皮朝上，烤至果皮呈黑色取出，將其放入密封的塑料袋中放涼。

TIPS

可作為開胃小菜或前菜，配合烤鄉村麵包片食用。

蜂蜜食譜〔主菜〕

 蜂蜜芝麻鮭魚排

材　　料：鮭魚排 4 塊、液體蜂蜜 2 匙、芝麻 2 匙
佐　　料：芝麻油 2 匙、鮮奶油 200 毫升、鹽、胡椒粉
作　　法：

1 在鮭魚排中加入適量鹽和胡椒粉。

2 在小鍋裏加熱蜂蜜，再用刷子將熱蜂蜜刷在鮭魚排上，再撒上芝麻。

3 將油倒入平底鍋，煎炒鮭魚排 5～7 分鐘。

4 取出魚排，在鍋內加入奶油，在沸騰前關火。

5 將奶油汁淋在鮭魚排上即可裝盤（也可配合米飯或蔬菜食用）。

焦糖排骨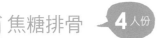

材　　料：排骨 1 公斤、液體蜂蜜 5 匙
佐　　料：芥末 4 匙、醬油 4 匙、番茄醬 1 小盒、大蒜 3 瓣
　　　　　薑末 1 匙、辣椒少量、鹽、胡椒粉
作　　法：

3

加入排骨,密封後醃製至少 3 個小時。

1

將排骨切成約 6 公分寬的小塊,在沸水中氽燙 10 分鐘。

4

在烤箱或烤爐中烘烤,但不超過 15 分鐘。

2

取 1 個碗,將蜂蜜、芥末、醬油、番茄醬、生薑末和辣椒混合,再加入蒜末、鹽和胡椒粉,備用。

TIPS

辣椒可加可不加。

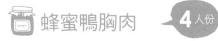 蜂蜜鴨胸肉 **4**人份

材　料：鴨胸肉 2 塊、液體蜂蜜 4 湯匙
佐　料：香醋 2 茶匙、鹽、胡椒粉
作　法：

3
將香醋和蜂蜜放在鍋中加熱，不能煮沸。

1
鴨胸肉去皮後，將肉放在鍋中，加鹽、胡椒粉，開火，煮 10 ～ 15 分鐘，中間可以將肉翻個面。

4
鴨肉切成片，淋上醬汁，即可上桌食用。

2
鴨肉煮熟，離火。

TIPS

也可用新鮮桃子或桃漿加熱後作搭配。

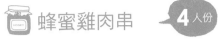 蜂蜜雞肉串 4人份

材　　料：雞胸肉 800 克、液體蜂蜜 5 匙、青椒 1 個
佐　　料：檸檬汁 2 匙、醬油 2 匙、太白粉 2 匙、大蒜 2 瓣
　　　　　薑末 2 茶匙、鹽、胡椒粉
特殊材料：木串 8 個，或牙籤。
作　　法：

1 雞胸肉切大丁；青椒切開，去籽，切小丁，備用。

2 把木串浸泡在水中，至少 2 小時。

3 將太白粉溶於 2 匙溫水中後，加入剝皮、切碎後的大蒜。

4 在保鮮袋中倒入蜂蜜、檸檬汁、醬油、太白粉、蒜末和生薑末。

5 加鹽、胡椒粉，再加入雞丁，攪拌均勻後密封醃製 2 小時。

6 肉醃製完成後，將烤箱溫度調節到 180℃，預熱。

7 醃好的雞丁、青椒塊以木串或牙籤串起，烤 15～20 分，並持續刷剩下的醃料。

蜂蜜烤肉　　**6** 人份

材　　料：豬肉 1 公斤、液體蜂蜜 6 匙、白葡萄酒 300 毫升
佐　　料：芥末 2 匙、百里香葉、洋蔥 1 個、肉豆蔻少許
　　　　　奶油 1 塊（為烤盤準備）、鹽、胡椒粉
作　　法：

3
加入百里香葉、肉豆蔻、切碎的洋蔥和白葡萄酒，再加入鹽和胡椒粉調味。

1
將烤箱溫度調節至 180℃，預熱。

4
烤約 1.5 小時，期間可定時淋上醬汁。

2
取 1 個碗，將蜂蜜和芥末混合，用刷子將其刷在豬肉上，然後將豬肉放置在塗抹了奶油的烤盤中。

TIPS
烹煮 1 小時後，可以在盤中加入切好的馬鈴薯。

蜂蜜食譜〔甜點〕

 蜂蜜杏仁開心果起司

材　　料：新鮮起司 500 克、鮮奶油 150 克、液體蜂蜜 6 匙
　　　　　杏仁 4 匙、去殼開心果 2 匙

作　　法：

1

將開心果搗碎。

2

在鍋中迅速乾炒杏仁和開心果。

3

用攪拌器將新鮮起司和鮮奶油打碎，將其分成 4 小杯，各倒入 1.5 匙蜂蜜，然後撒上杏仁和開心果。

TIPS

如果想要控制體重，可以選擇含卡路里較低的新鮮奶油！

蜂蜜榛果蛋糕 **6** 人份

材　　料：碎榛果 200 克、液體蜂蜜 100 克、麵粉 100 克
　　　　　雞蛋 2 顆、奶油 50 克、烤模用奶油 1 塊、糖 50 克
作　　法：

1
將烤箱溫度調節
到 150℃，預熱。

2
將碎榛果、糖和
麵粉混合攪拌，
再加入軟化的奶
油、蜂蜜和蛋黃。

3
蛋白打至發泡，
加入麵團中。

4
倒入塗上奶油的
模子中，烘焙 30
分鐘。

蜂蜜檸檬煎餅 **2** 人份

材　　料：麵粉 250 克、牛奶 500 克、雞蛋 3 顆、奶油 20 克
　　　　　液體蜂蜜 100 克、檸檬 2 個（擠成汁）
　　　　　油（烹飪煎餅用）

作　　法：

1

將麵粉和雞蛋混合攪拌，慢慢加入融化的奶油和牛奶，攪拌器均勻攪拌後，讓麵團靜置至少 2 小時。

2

在平底鍋中加入油，製作煎餅，餅的兩面各煎 1～2 分鐘。

3

上菜前，在每個煎餅上塗抹少量蜂蜜，再澆一些檸檬汁。

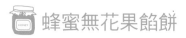# 蜂蜜無花果餡餅

4 人份

材　料：無花果 5 個、蜂蜜 4 匙、奶油 80 克
　　　　麵餅油 4 塊（烹飪煎餅用）

作　法：

1

將無花果洗淨，切成厚片。在鍋中加熱 20 克奶油至溶化，再加入無花果和蜂蜜，煎 5 ～ 7 分鐘。

2

用糕點刷在麵餅上塗抹融化的奶油，然後將麵餅對折，在邊緣處放入幾片無花果，疊成三角形。

3

將剩下的奶油塗抹在平底鍋上，放入餡餅煎 5 分鐘即可食用。

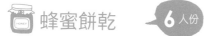 蜂蜜餅乾　**6**人份

材　　料：奶油 125 克、蜂蜜 4 匙、蛋黃 2 個、麵粉 140 克
　　　　　砂糖 4 匙、發粉 1 茶匙、橙花水 1 匙
作　　法：

1
把烤箱調節至
180℃，預熱。

4
麵團捏成小
球，放置在
鋪了防油紙
的烤盤上。

2
將融化的奶
油、蜂蜜、砂
糖、橙花水和
蛋黃，全部混
合攪拌均勻。

5
放入烤箱烘
焙 10 分鐘。

3
攪拌過程中，
慢慢加入麵粉
和發粉，並攪
拌至麵團變得
非常均勻。

蜂蜜麵包片 **4**人份

材　　料：新鮮麵包片 8 片、牛奶 500 克、雞蛋 1 顆
　　　　　液體蜂蜜 4 匙、奶油 1 塊
作　　法：

1

取 1 個碗，放入牛奶、雞蛋和 2 匙蜂蜜攪拌。

3

將剩下的蜂蜜抹在麵包片上，在平底鍋內放入奶油，待奶油融化後將麵包片放入煎炸，趁熱食用。

2

將麵包片充分浸泡其中 1 個小時。

阿爾薩斯香料麵包　**6** 人份

材　　料：麵粉 500 克、板栗蜂蜜 350 克、糖 150 克
　　　　　香料 10 ～ 15 克、杏仁粒 170 克、甜檸檬 50 克
　　　　　甜橙 50 克、檸檬 1 ～ 2 個（榨成汁）
　　　　　奶油 1 塊（為烤盤準備）、小蘇打 10 克
作　　法：

1
將蜂蜜倒入鍋中，加入 1 杯水後，以小火加熱。

2
加入糖、檸檬汁、其他材料，最後加入小蘇打，與蜂蜜均勻混合。

3
將麵團靜置 48 小時，但不要放入冰箱。

4
2 天後，再揉麵，如有需要可再加點水，揉至麵團跟膠泥一樣柔軟。

5
將烤箱溫度調節到 200 ℃，預熱。

6
將麵團鋪開，用模子切成各種形狀，放入塗抹了奶油的烤盤中，烘焙 5 ～ 10 分鐘。

TIPS

配方來自於香料麵包和阿爾薩斯民間藝術博物館：
ww.paindepices-lips.com

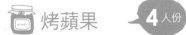 烤蘋果 4人份

材　　料：大蘋果 4 個、蜂蜜 4 匙、奶油 40 克、肉桂粉 1 匙
　　　　　蘋果汁、冰淇淋或鮮奶油 1 小匙
作　　法：

3
將 1 杯水倒在盤子底部，烘烤 30 分鐘，定時加入蘋果汁。

1
將烤箱溫度調到 180℃預熱。

4
趁熱加入冰淇淋或新鮮奶油食用。

2
蘋果洗淨去核，放入烤盤中，每個蘋果加 1 匙蜂蜜和 1 小塊奶油，並撒上肉桂粉。

TIPS
也可以添加乾果，如杏仁、核桃等或餅乾屑增添口感。

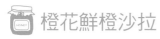 橙花鮮橙沙拉 **4** 人份

材　　料：大柳橙 6 個、液體蜂蜜 2 匙、橙花水 2 匙

作　　法：

1

將柳橙去皮，切成薄片，呈花環狀放置在盤子上。

2

取 1 個碗，加入蜂蜜、橙花水，混合攪拌，再將此濃縮橙汁倒在柳橙上，靜置至少 30 分鐘。

蜂蜜食譜〔醬汁 & 飲品〕

很早以前，人類就懂得運用蜂蜜調製飲品，增添香甜風味，蜂蜜酒的起源即可追溯到 5500 年之前。這種飲品是水和蜂蜜發酵製成，可以說是最古老的酒精飲料之一，根據古希臘神話記載，奧林匹克眾神只喝這種飲料。而這種飲料，只要與蜂蜜水一起加工，就變成了現今常見的蜂蜜醋，被廣泛運用於烹飪，可製成如滷汁、醃肉等甜酸醬。

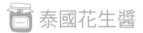 泰國花生醬　 6 人份

材　　料：烤花生 100 克、液體蜂蜜 2 匙、醬油 2 茶匙
　　　　　洋蔥 3 個、蒜 2 瓣、咖哩 1 茶匙、孜然 1 茶匙
　　　　　香菜 1 茶匙

作　　法：

1

混合所有材料，攪拌至糊狀。

2

將混合物倒入鍋中，加入 250 毫升水，用小火慢煮，攪拌，直到變稠。

TIPS

此醬汁可以和蝦或雞肉串配合食用。

🍯 熱葡萄酒

材　　料：紅葡萄酒 1 瓶、橙花蜂蜜 3 匙、甘蔗汁 100 克
　　　　　有機檸檬 1 個、有機柳橙 3 個、肉桂 2 片
　　　　　肉豆蔻 1 匙、丁香 3 個
作　　法：

1

將葡萄酒倒入鍋中，再加入蜂蜜、肉桂、肉豆蔻和丁香。

3

煮沸後，靜置至少 10 小時，食用前略微加熱即可。

2

擠檸檬，將檸檬汁和果肉連同甘蔗汁一起加入鍋中，同時將柳橙切成 4 份，也放入鍋中。

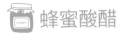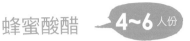 蜂蜜酸醋　4~6 人份

材　　料：橄欖油 3 匙、香醋 1 匙、液體蜂蜜 1 匙
　　　　　鹽、胡椒粉、芥末 1 茶匙
作　　法：

把所有材料混合
均勻即可。

TIPS

配合考姆特起司肉丁苦苣
生菜沙拉，特別美味。

香蕉杏仁蜂蜜沙冰

材　　料：香蕉 1 支、液體蜂蜜 1 茶匙、杏仁牛奶 250 毫升
作　　法：

將香蕉、蜂蜜、
牛奶混合，攪拌
均勻後即可食用。

TIPS

在早餐時食用最佳，可以
提供能量，或者開胃。

附錄

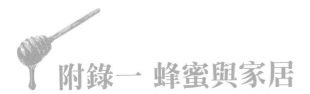

附錄一 蜂蜜與家居

蜂蜜除了能拿來食用、治病、美容外,也可以運用在家居生活中,但其應用相當有限。因此,可運用於維護家具和製作蠟燭的只有蜂膠和蜂蠟兩種蜂產品。

 ## 家具的維護

蜂蜜在工業中 ⑭ 有意想不到的作用,它被用來給鈔票上光,也被用於製造油漆或寶石的優化處理;蜂膠因為是由樹脂、蠟和精油組成,對木質家具有很強的保護作用。這就是為什麼幾個世紀以來,人們利用它製作清漆的重要原因。

有人認為,18 世紀初,由史特拉第瓦里製作的小提琴,是因為在製作樂器的過程中,使用來自克雷莫納、倫巴第地區的蜂膠製成的一種清漆給樂器上漆,才能擁有卓越品質。3 個世紀過去了,史特拉第瓦里製作的樂器仍然保持著優秀的品質。現今,一些製琴師仍然使用蜂膠來給樂器上漆,而養蜂人則用蜂膠來保護蜂巢。以下為讀者提供 2 個自製家具保養配方:

[註]　⑭ 資料來源:《和蜜蜂朋友們的 250 個問答》,Jacques Goût,Gerfaut 出版社,2008 年。

俄羅斯清漆

材　　料：200 克亞麻籽油、50 克蜂蠟、100 克蜂膠
作　　法：

1 在鍋裏慢火加熱亞麻籽油、蜂蠟和蜂膠，直到混勻。

2 靜置 15 天後將其加熱塗抹在家具上。

3 待清漆晾乾後擦亮

TIPS

蜂膠是「俄羅斯清漆」的主要成分，這種材料特別被用於修復仿古家具。

家具上光劑 ⑮

材　　料：蜂蠟或蠟珠、玻璃瓶或果醬瓶、松節油、色料
作　　法：

1 切一塊蜂蠟或蠟珠，填滿 1 個玻璃瓶（果醬瓶則一半）。

2 然後加入純松節油，24 小時後，混合物將變成膏狀。（如果有需要，還可以再添加松節油，直到黏稠度適中。可以重複幾次這種過程，也可以添加顏料來著色。）

3 用刷子或棉布將其塗抹於家具，劃圈塗抹，使其滲入。

4 晾乾 21～48 小時，再用刷子拋光，最後用毛織品上光。

TIPS

蜂蠟是上光蠟的主要成分，是一種蜂蠟和純松節油（樹脂精油）的混合物，可為木材提供養分並保護。在市場上，我們能夠找到液體或膏狀的上光蠟產品，當然也可以自己在家製作。

［註］　⑮ 資料來源：www.artebois.com

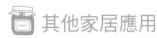 其他家居應用

防止馬蜂騷擾

在夏季，覓食的馬蜂群會飛入房間騷擾人類的正常活動。為了避免這種情況出現，可以給馬蜂群提供一些含糖液體，特別是蜂蜜會特別有用。最簡單的方法就是將 1 杯蜂蜜或啤酒蜂蜜的混合物，置於窗口上，這樣，馬蜂將不會出來騷擾了。

蜂膠噴霧器

最近的研究顯示，蜂膠中含有可揮發性化合物，將其散播在空氣中，可以淨化空氣，消除各種煙霧、粉塵、細菌、蟎蟲、可汙染顆粒物……等有害顆粒。也有科學研究顯示，蜂膠中的有益成分對健康很有好處，可以有效治療或預防感冒、支氣管炎，對過敏和呼吸系統的問題也有一定作用。

讀者可以在市場上找到各種不同種類的電子蜂膠噴霧器，甚至有專門為汽車設計的車用噴霧器，其主要成分即是純蜂膠，價格約在 50 ～ 150 歐元之間。若想自己動手自製蜂產品，以下提供蜂蠟蠟燭的簡易作法，讀者可以試著一起做做看：

蜂蠟蠟燭

材　　料：蜂蠟塊或蠟珠、燭芯、蠟燭模具
　　　　　1個小容器（如玻璃酸奶瓶）

作　　法：

1 慢火加熱適量的蜂蠟，當其融化時，將其倒入已放入燭芯的模具中。

2 調整燭芯的位置，使燭芯位於中心。

3 待蠟燭冷卻後脫模，即可使用。

TIPS

· 用蜂蠟自製蠟燭，再簡單不過了！不僅可以用它來代替石油衍生產品製作的蠟燭，而且更加環保、實惠，還能提供清新的香味。

· 為充分燃燒，可使用帶底座的燭芯。

· 可依個人喜好在蠟燭中添加染料、香精。

· 購買蠟燭模具時，請注意選擇柔軟材質的模具，如乳膠、矽膠……等，否則蜂蠟蠟燭將不能脫模。所有材料都可以在工藝品商店購買。

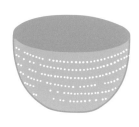

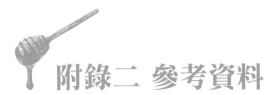

附錄二 參考資料

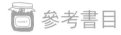

參考書目

《蜂蜜和蜂產品》
Jean-Marie Delecroix , Médicis 出版社，2008 年。
《蜂蜜的好處》
Laura Fronty 和 Marie-France Michalon , Flammarion 出版社，2008 年。
《與蜜蜂朋友的 250 個問答》
Jacques Goût, Gerfaut 出版社，2008 年。
《蜂療》
Jean-Luc Darrigol, Dangles 出版社，2007 年。
《養蜂和蜂蜜狩獵的世界史》
Eva Crane, Routledge 出版社，1999 年。

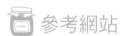

參考網站

www.01sante.com
由獲普瓦捷大學自然科學學院獎的 Yves Donadieu 博士所創建。他畢業於巴黎醫學院。Vigot-Maloine 出版社前主任，由於其在蜂產品方面的研究而獲得了 Apimondia 金獎。他出版了多本關於蜂療的書籍：《蜂蜜》、《蜂王漿》、《蜂膠》、《花粉》和《蜂蠟》，由 Maloine 出版社結集出版。

品味生活 系列

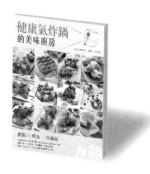

健康氣炸鍋的美味廚房：
甜點×輕食一次滿足

陳秉文 著／楊志雄 攝影／250元

健康氣炸鍋美味料理術再升級！獨家超人
氣配件大公開，嚴選主菜、美式比薩、歐
式鹹派、甜蜜糕點等，神奇一鍋多用法，
美食百寶箱讓料理輕鬆上桌。

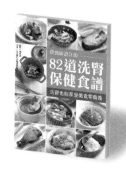

營養師設計的82道洗腎保健食譜：
洗腎也能享受美食零負擔

衛生福利部桃園醫院營養科 著
楊志雄 攝影／380元

桃醫營養師團隊為洗腎朋友量身打造！內容兼
顧葷食＆素食者，字體舒適易讀、作法簡單好
上手，照著食譜做，洗腎朋友也可以輕鬆品嘗
美食！

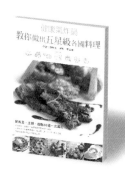

健康氣炸鍋教你做出五星級各國料理：
開胃菜、主餐、甜點60道一次滿足

陳秉文 著／楊志雄 攝影／300元

煮父母＆單身新貴的料理救星！60道學到賺到的
五星級氣炸鍋料理食譜，減油80%，效率UP！健
康氣炸鍋的神奇料理術，美味零負擔的各國星級
料理輕鬆上桌！

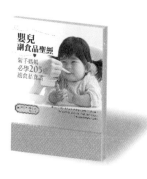

嬰兒副食品聖經：
新手媽媽必學205道副食品食譜

趙素濚 著／600元

最具公信力的小兒科醫生＋超級龜毛的媽媽同
時掛保證，最詳盡的嬰幼兒飲食知識、營養美
味的副食品，205道精心食譜＋900張超詳細步
驟圖，照著本書做寶寶健康又聰明！

品味生活 | 系列

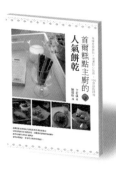

首爾糕點主廚的人氣餅乾：
美味星級餅乾×浪漫點心包裝＝
100分甜點禮物

卞京煥　著／280元

焦糖杏仁餅乾、紅茶奶油酥餅、摩卡馬卡龍……，超過300多張清楚的步驟圖解說，按照主廚的步驟step by step，你也可以變身糕點達人！

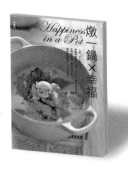

燉一鍋×幸福

愛蜜莉　著／365元

因意外遇見一只鑄鐵鍋，從此愛上料理的愛蜜莉繼《遇見一只鍋》之後，第二本廚房手札。書中除了收錄她的私房好菜，還有許多有趣的廚房料理遊戲和心情故事。

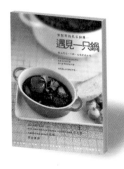

遇見一只鍋：愛蜜莉的異想廚房

Emily　著／320元

因為在德國萊茵河畔的Mainz梅茵茲遇見一只鍋，Emily的生活從此不同。這是Emily的第一本著作，也是她的廚房手札，愛蜜莉大方邀請大家一起走進她的異想廚房，分享生活中的點滴和輕鬆料理的樂趣。

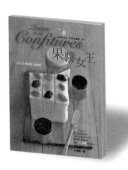

果醬女王Queen of Confiture

于美瑞　著／320元

耐心地製作果醬，將西方的文化帶入臺灣，做出好吃的果醬，是我的創意和樂趣。過了水果產季，還是能隨時品嘗到水果的美味食物，果醬的存在怎麼不令人雀躍呢？所以我想和大家分享，這麼原始又單純的甜美和想念的滋味。